医不是慢郎中

来要良 来要水 著

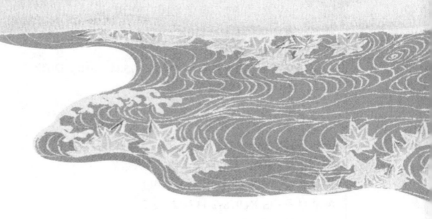

人民卫生出版社
·北京·

图书在版编目（CIP）数据

中医不是慢郎中 / 来要良，来要水著. — 北京：
人民卫生出版社，2022.1
ISBN 978-7-117-32182-2

Ⅰ.①中… Ⅱ.①来… ②来… Ⅲ.①中国医药学 –
普及读物 Ⅳ.①R2-49

中国版本图书馆 CIP 数据核字（2021）第 213292 号

人卫智网	www.ipmph.com	医学教育、学术、考试、健康，购书智慧智能综合服务平台
人卫官网	www.pmph.com	人卫官方资讯发布平台

中医不是慢郎中
Zhongyi Bushi Man Langzhong

著　　者：来要良　来要水
出版发行：人民卫生出版社（中继线 010-59780011）
地　　址：北京市朝阳区潘家园南里 19 号
邮　　编：100021
E - mail：pmph @ pmph.com
购书热线：010-59787592　010-59787584　010-65264830
印　　刷：北京汇林印务有限公司
经　　销：新华书店
开　　本：710×1000　1/16　印张：13
字　　数：199 千字
版　　次：2022 年 1 月第 1 版
印　　次：2022 年 1 月第 1 次印刷
标准书号：ISBN 978-7-117-32182-2
定　　价：48.00 元
打击盗版举报电话：010-59787491　E-mail：WQ @ pmph.com
质量问题联系电话：010-59787234　E-mail：zhiliang @ pmph.com

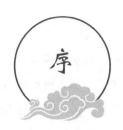

序

　　很多人认为中医见效比较慢，尤其是西方医学传入中国以后，随着物理、化学等现代科技的迅猛发展，现代医学诊治手段也取得了飞跃式发展，所以相比之下，在民众心中进一步固化了中医是个慢郎中的印象。

　　在西方医学传入中国以前，无论是先秦时期民众与自然灾害的抗争，还是后世战争伤病的治疗，以及丰衣足食后安逸生活带来的内伤杂病的疗养，无不镌刻着中医药的诊疗历史。历史上，中医上疗君亲富贵之疾，下救百姓含灵之苦，包括妇女之恙、幼童之厄，古代医学典籍中记载着大量中医诊治疾病的案例，其中不乏诊疗急症、危重症的理法方药，如隋·巢元方《诸病源候论》中的外科缝合手法，唐·孙思邈的葱管导尿术，清·吴瑭《温病条辨》中治疗温病高热神昏抽搐的"温病三宝"等。中华人民共和国成立以来，现代中医药学的发展，使中医药在急症、危重症的应用上更加深入和广泛，不断刷新人们的认知，例如针刺、新灸法、新中药制剂等新技术、新疗法在危急时刻的应用。特别是在新型冠状病毒肺炎的救治上，中医药大显身手，在改善新型冠状病毒肺炎患者的症状、降低轻症转为重症的比例、降低危重症的病死率以及治疗后遗症方面大放异彩。经历了这次中医药抗疫的过程，让华夏儿女重新认识到中医学这块璞玉的珍贵。

　　我国有两套医疗体系，中医药学是中国特色卫生医疗服务体系的重要组成部分，实乃民族之幸事！中、西医医疗体系有着各自的特点和优势，中医药在发挥自身的特色优势方面，无论是常见病还是复杂或疑难疾病，都具有良好的临床实用价值，深受患者欢迎。该书通过实践案例和诊室故事的讲述，力求让世人了解中医药的优势，纠正部分人员对中医的误解。中医药不仅在慢病调治和养生康复中具有独特的优势，在急症、重症的救治中同样大有可为，具有良好的临床疗效。

　　该书虽不能彰显中医急救方面的全部亮点，也许不能在业界汗牛充栋的书籍中引来广泛的瞩目，但是，我觉得来要良主任及其团队这种沉淀自我、专心挖掘临床中疑难病救治经验、深入理解中医辨证论治精髓的精神值得我们学习！只有辨证正确、施治得法，才能在复杂疾病的诊治上得心应手。

　　我真诚地呼吁各位中医、中西医结合同道在临床实践中善于挖掘、勇于探索，让中医药在急症、重症的救治中发挥更大的作用，也殷切地希望要良主任及其团队在未来的专科建设和优势病种研究中，继续扎实工作、探索开拓，不断总结出更多的中医药诊治急症和慢病的经验。

　　爰而为之序。

中国中医科学院副院长

国际欧亚科学院院士

第十三届全国政协委员

唐旭东

辛丑年初秋于双馨斋

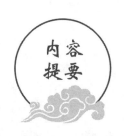

内容
提要

　　您是否觉得中医治疗疾病起效慢，对于急症、重症没有参与的余地，中医只是一个慢郎中？其实不然，本书将带您进入中医药治疗急症、重症的真实世界。本书将还原真实的中医治疗某些急症、重症的现场，展示完整的中医治疗过程，揭开临床中部分急症、重症中医治疗的神秘面纱。通过阅读本书，您还将掌握一些急症、重症的中、西医科普知识，面对疾病学会选择合适的中医、西医模式。来吧，让我们一起进入急症、重症诊治的神秘现场吧！

前言

门诊常听患者说"中医见效慢""找中医主要为了调理一下"，面对这样的说法，医生心里会感觉不舒服，往往也只能苦笑了之。随着接触中医时间越久，临床治疗急性病越来越多，越感觉中医在一些非手术急性病、疑难病方面见效之快，不亚于现代医学的打针、输液等疗法，甚至对一些疾病的治疗效果要优于现代医学。

为什么会出现有的患者见效快、有的患者见效慢或无效呢？仔细想来，认为中医见效慢，可能与以下几个方面有关：①医者自己辨证施治不到位，技术不够精湛或看病的角度有问题，疾病的主要问题没抓住；②现代化的中医医院分科较细，有内科、外科、妇科、儿科、针灸科、理疗科等，有的医者熟悉中药、不熟悉针灸，或熟悉中医、不熟悉现代医学；有的医者担心急性病中药煎煮费时费力，或担心疾病诊断不清，耽误病情；有的患者适合针灸治疗，却用了中药，影响了疗效；③处方用药剂量不够或者太大，或者药方组成配伍比例有问题；④代煎的药物熬制不规范，如代煎出的药液太稀，或者药物熬制时间不够；⑤中草药质量有问题，如炮制方法、中药种植的问题以及质量管控疏漏等；⑥患者感觉中药口感不佳，嫌针灸治疗麻烦等，宁愿选择输液；或者自认为一些疾病是炎症表现，就应该用抗生素；⑦吃药的同时，患者的情绪、社会关系、饮食情况变化过大，例如情绪上一会儿高兴一会儿不高兴，饮食过辣或过多进食甜食、冷饮。以上每一个因素都是影响治病疗效好坏的关键点，这是我们在临床中治疗疾病的体会。

在临床治疗中，我们也一直在思考和总结什么样的疾病适合中医治疗，什么样的疾病适合西医治疗；为什么有的疾病西医见效快，有的疾病中医见效快？其实中医、西医都有自己的优势病种，针对不同的优势病种选择合适的治疗方法，往往能达到事半功倍的效果。不同的疾病，医生为患者选择中医、西医或中西医结合治疗，制定最佳治疗方案，使患者最大获益，是医生的职责和使命。

中医和西医两种思维模式的选择，决定了对疾病的不同治疗模式，如何选择最合理的医学方式干预疾病，让患者最大程度获益，也是医生和患者迫切想要了解的问题。

我们在工作中发现，一些急性疾病、重症疾病，在辨证合理、用药合理的情况下，运用中医治疗往往起效也非常迅速。为了能让广大读者朋友了解中医在急性疾病中的治疗作用，我们将部分门诊、急诊、住院患者的真实病例进行整理，希望能让大家认识到"中医不是慢郎中"，改变对中医只能治疗慢性病的误解。本书仅为抛砖引玉，如有不妥之处，敬请广大中医工作者批评、指正！

特别指出，本书所给出的方药剂量均为针对特定患者，广大读者在实施治疗时均应辨证论治。

编　者

2021 年金秋于北京

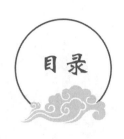

目录

夏日湿温发热久未退，中药治疗两天诸症解

  2019 年，北京刚进入三伏天，一个闷热的下午，一名年轻女性，戴着一个大口罩，披着一件外套，有气无力地走进诊室，边咳嗽边说道："来医生您好，我持续发热、咳嗽 1 周多了，打针、吃药也没有用，我已经休假 1 周了，没有假期了，现在我一点儿劲儿都没有。2 天后必须要上班，我妈说让我找中医看看，您能不能让我后天别发热了，再发热我就得糊涂了。我觉得是支气管炎，血象都高了，中医能抗炎吗？"

  接诊后，来医生笑着对她说："在古代细菌便存在，但是没有抗生素，很多人因为细菌感染有了炎症，用中药不是照样能好转吗？中医治疗热性疾病方法有很多，首先我得了解你疾病的来龙去脉呀。"

  原来这名叫米雪（化名）的患者 8 天前外出郊游后，出现发热，体温最高 38.6℃，咳嗽、咳痰，痰多色黄，容易咳出，咽痛，无恶寒、出汗、口渴、小便不利等症状，大便正常。曾于某医院急诊科检查，结果如下。

  血常规：白细胞计数（WBC）$14×10^9$/L，中性粒细胞 0.85。

  胸部 X 线片示：支气管炎。

  诊断：支气管炎，予左氧氟沙星 0.4g 静脉滴注，喜炎平 500mg 静脉滴注，盐酸氨溴索片（沐舒坦）口服化痰。

  患者经输液、吃药治疗 7 天后，发热仍然明显，后因症状改善不明显，家人建议找中医看看，于是前来找中医治疗。

  接诊时患者发热，体温最高 38.8℃，咳嗽、咳痰，痰多色黄，容易咳出，咽痛，无恶寒、出汗、口渴、小便不利等症状，大便正常。肺部听诊无明显异常，舌淡苔薄白，边尖红，脉浮数。来医生告诉米雪："中医考虑你得的是外感，治疗并不复杂，应用中医温病学中的辛凉清解法治疗。"米雪瞪大眼睛说："什么是温病，不会病得很严重吧？"看着她焦灼的眼神，来医生赶忙解释说："不严重，温病是中医认为的外感发热类疾病的一种，分

为卫气营血和三焦辨证方法，在卫分以辛凉清解为主。你的疾病属于辛凉清解法的治疗范围，采用常用的银翘散加减治疗即可。"

金银花 12g	净连翘 12g	冬桑叶 10g	杭菊花 10g
蜜桑白皮 10g	蜜枇杷叶 10g	苦桔梗 10g	苦杏仁 10g
白茅根 20g	紫苏叶 10g	鲜芦根 30g	南薄荷 5g（后下）
板蓝根 10g	前胡 10g	浙贝母 10g	

5 剂，水煎服，每日 3 次

米雪拿着处方说道："吃药有没有特殊要求，怎么煎药呀，什么时候能退热呀？"来医生回答道："这种外感药物煎服法非常重要。水烧开后再煮 5~8 分钟即可，煎药时间不可太长，否则会导致药力丧失。口服，可以饭后服用。每日分 4 次或 5 次服用，也可根据体温，每 2 小时口服 1 次。正确煎煮加上正确的服法，1~2 天体温就会恢复正常。"

米雪第 3 天上午复诊告知："我就诊后当天吃了 2 剂药，口服了 4 次，下午就开始出汗，体温下降至正常，今天咳嗽、咽痛、咳痰减轻，明天我应该可以上班了，我想再开一点儿药，再查查白细胞。"来医生开出了化验单，复查血象后告知患者一切正常。米雪非常兴奋地说："刚开始我还以为中药没有抗炎作用呢，想不到中药也能抗炎，还能降低白细胞。"来医生把上一次的处方稍作调整，以治疗咳嗽为主，嘱米雪继续服用 2 日以巩固治疗。

来医生点评 1

中医在治疗外感发热类疾病方面，具有明显的优势，"六经辨证""卫气营血辨证""三焦辨证""方证辨证"等，内容详实，疗效显著，可谓效如桴鼓。可惜的是，现在很多人认为发热类疾病西医治疗见效快，多去打针、输液了，鲜有人去中医院看此类疾病。

大部分老百姓认为中药煎得越久，汤药越浓，效果越好，但在治疗外感热病时，一些方药有特殊的煎服法，医生一定要明确告知，患者一定要严格遵守，防止过煎导致药力丧失，使患者认为中药效果不佳。例如，关于银翘散的煎服法，古代便有要求，将药物打碎，用芦根汤煎，有香气大出即可出锅服用。服药时，病重者，白天服用 3 次、夜间服用 1 次；病轻者，白天服用 2 次、夜间服用 1 次。原文如下。

煎法："上杵为散，每服六钱，鲜苇根汤煎，香气大出，即取服，勿过煮。"之所以"勿过煮"，是因为"肺药取轻清，过煮则味厚而入中焦矣"。

服法："病重者，约二时一服，日三服，夜一服；轻者三时一服，日二服，夜一服；病不解者，作再服"。

从银翘散的组成与煎法来看，原方的用量是相对偏小的。目前在临床中，很多银翘散处方用量较大，违背了原方的意思。一些医生认为病情越重或白细胞越高用量越大是正确的思路，其实不然。如若判定属卫分证，未及气分、血分，应该运用轻清辛凉法、时时轻扬法。吴鞠通制银翘散服法，意即通过"时时服"而达到"轻扬"之效。用药轻为"治上焦如羽，非轻不举"一语的最好体现。其实，中医治疗炎症的思维，着眼点为正进邪退，并非针对细菌、病毒。

夏日湿温发热久未退，中药治疗两天诸症解

暑湿发热呕吐兼腹泻，解表利湿和胃三日平

2019年，三伏天的北京，太阳火辣辣地炙烤着大地，整天没有一丝风。一位青年男士李华（化名），面容憔悴，穿着与气温不相宜的深色马甲，脚步有些虚浮无力地走进诊室，落座之后先紧了紧外套，略有抱怨地说："您屋里的空调27℃，您不冷吗？"听到这里，来医生马上关了空调。李华语音低微地说："来医生您好，2周前的下午我在体育馆打了一场羽毛球，出了很多汗，我就冲了个凉水澡，紧接着跟伙伴们吃了烤串、喝了啤酒，结果晚上就开始发热、胃疼、呕吐、拉肚子。当时我吐得胆汁都快出来了，拉了十多次，胃还特别疼，水都喝不了，一点儿精神也没有。夜里12点多跑到医院急诊做了很多检查。"

血常规：WBC $13 \times 10^9/L$，中性粒细胞0.776。便常规：（-）。尿常规：酮体（++）。血气分析：（-）。

"医生给用了左氧氟沙星片（可乐必妥），发热症状缓解了，前两天我吃了点儿面片儿就又开始了，我都快受不了了。"听了事情的来龙去脉，来医生微笑着说："这听起来像急性胃肠炎，应该不难治。"听到这话，李华来了点儿精神，说道："那您赶紧给我看看吧，我现在还在发热，出门时在家里量了，体温39℃，经常有恶心、呕吐，身上还特别凉，今天上午吐了6回，吐不出来太多东西，一阵阵地胃疼，拉肚子5次，像稀水一样。"来医生让患者露出腹部，边做检查边问道："你以前有什么别的病吗？"听到这里，李华马上有点儿紧张地说："来医生，我两年前有胃溃疡，后来治好了。听说您善于做胃肠镜，是要给我做胃肠镜检查吗？现在这种状况我也坚持不下来啊！"来医生笑了起来，说："以你现在的状态，让我做我也不能给你做。这样吧，我查腹部也没什么异常，你伸出舌头我看看，先给你开3剂中药，你先吃吃看，如果病情加重了，你马上来医院，好吧？"李华的舌头颜色很淡，舌苔白腻，看完诸症，来医生就开始忙着开药方了。

藿香 10g	佩兰 10g	大腹皮 10g	紫苏叶 10g
茯苓 10g	白术 10g	陈皮 10g	法半夏 10g
姜厚朴 10g	焦神曲 10g	紫苏梗 10g	焦麦芽 10g
鸡内金 10g	白扁豆 30g	砂仁 6g	

3剂，水煎200mL，每日3次，缓缓口服

3天后，李华再次来到门诊，一进诊室就说道："来医生，您的药真管用，服完药下午就开始出汗，体温下降至正常，今天恶心、呕吐、腹泻基本没有了，还有一点儿胃痛，明天我应该可以上班了，我想再开一点儿药，另外我想再查查白细胞。"来医生开出了化验单，复查血象后告知患者一切正常。李华非常兴奋地说："我一直以为中药见效慢，刚开始有点儿不太相信中药能解决发热，认为发热还是输液快，这次用了2周西药没能治好的病，用了3天中药就痊愈了，没想到中药的效果这么好。"

来医生笑着说："为什么不太相信中医中药呢，100年前，人们发热的时候没有西药，没有输液治疗，中医不是也在看发热类疾病吗？其实你这个就是夏季常见的暑湿感冒，治疗采用传统名方藿香正气散就可以了。"说完来医生把上次的方子稍微调整后，交给李华，嘱咐他每次服用150mL，每天服用2次。李华拿着处方说："暑湿是怎么得的？平时应该怎么去预防呢？"

来医生微笑着回答道："北京8月到9月气候炎热，天气闷热，潮湿明显，人们喜欢开空调、吹风扇、进食生冷，甚至洗冷水澡，这些会损伤脾胃，脾胃虚弱，则暑湿病邪易乘虚而入。因此，要预防暑湿之邪入侵，首先要做到的就是少进食寒凉之品，病从口入，这点你已经有体会了吧。再者，就是避免长时间直吹空调和风扇，做好腰部和腹部的保暖，避免受寒。"李华点点头笑着说："好像是这么回事儿。对了，方子变了，吃药方法也变了吗？"来医生说道："其实中医的服药方法非常讲究，你上次恶心、呕吐剧烈，如果药物一次性喝得太多，胃里不舒服，会把药物呕吐掉，药分开喝，药量小，病才能治好。"李华听到这些，高兴地拿药回家了。

来医生点评 1

暑湿是发生在夏季的一种特殊感冒类型，类似于现代医学的胃肠型感冒。在夏季，最直观的感受就是炎热和潮湿，尤其是南方地区。暑湿是由夏天的火热之气和水湿之气组成的。"湿"通常分为外湿和内湿。外湿由于夏季气候潮湿多雨，空气中湿气增多而产生；内湿是由于暑热邪气导致胃肠功能低下，或贪凉饮冷妨碍胃肠功能，造成体内水液不能正常代谢而停留体内的一种状态。内、外湿邪可相互影响，造成身体功能下降，胃肠道水湿停聚，再加上夏季早、晚温差较大，在早、晚时间可以因为外感寒邪而出现外感和胃肠道反应。

来医生点评 2

暑湿的常见症状如下图所示。

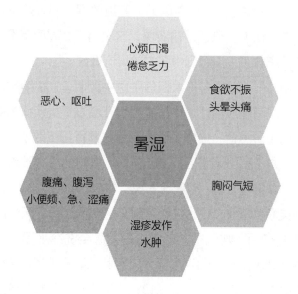

来医生点评 3

暑湿怎样预防

暑湿可以通过以下3个方面来预防：①夏季，人体的汗腺会正常打开，可以通过排汗减少湿气，正如《黄帝内经素问·四气调神大论》所述："夏三月……无厌于日……使气得泄……"。夏季过度吹空调会改变这一生理状态，长期开空调制冷不应该低于27℃。室内、外温差过大或空调使用时间过长，会造成身体汗腺分泌的变化，部分人群会因为适应不了这个变化，感受外寒而发病。②在夏季，高温酷暑会让消化功能减弱，寒凉的食物会加重消化系统的负担。嗜食冰镇西瓜、雪糕等生冷之品，会损伤消化功能，形成暑湿感冒的内在条件，引起呕吐、腹泻等症状。③适当的活动，会加速身体代谢，使人体胃肠功能、汗腺功能得到加强，减少患暑湿感冒的机会。

（来医生点评 4）

暑湿感冒使用藿香正气水的注意事项

藿香正气水是采用一定浓度的酒精溶解的液体中成药，酒精浓度为10％～30％。酒精过敏或机动车驾驶者，应避免使用，也可以换用不含酒精的剂型。

暑湿发热呕吐兼腹泻，解表利湿和胃三日平

哺乳期因高热哺乳难，辛凉解表三日功效佳

2019 年冬天，寒风料峭，直入骨髓，此时的北京正值流行性感冒（简称"流感"）暴发，一名年轻女性，戴着口罩，穿着一件厚厚的外套，缓缓步入诊室，边咳嗽边说："来医生您好，我持续发热、咳嗽已经 10 天了，还在喂奶呢，所以一点儿西药都不敢用，孩子这几天也不敢喂他，您能不能让我快点儿好起来，别再发热了，本来就'一孕傻三年'，再发热我就得糊涂了。"来医生听到这话，赶忙让赵丽（化名）坐下，问道："这个病怎么得的，用了哪些治疗方法？"赵丽说道："10 天前出现发热，体温最高38.6℃，咳嗽、咳白痰，痰黏稠不容易咯出，嗓子痛，到医院急诊看病，抽血检查了，这是检查结果。"

血常规：WBC 12×10⁹/L，中性粒细胞 0.794。

胸部 X 线片：右肺中叶炎症。

"医生建议我住院抗感染治疗。可是我家小孩才 2 个月大，我正在哺乳期，用完药可能 3 周后才能哺乳，所以想找您看看。现在我还是发热，体温最高 39.2℃，咳嗽、咳痰，痰色黄，量多且黏稠不容易出，咽痛，咳嗽时带着右侧肋肋疼痛，不想吃饭。"

来医生说："你这个应该不复杂，属于外感发热，用辛凉清解法治疗。"听到这里，赵丽说道："来医生，我现在在哺乳期，药物能否尽量不影响我哺乳。"来医生说："你现在不适合哺乳，是因为你现在处于炎症状态，虽然服用的药物对你和孩子没有太大的影响，但是也要等到你的疾病好转了再考虑哺乳。"来医生查看了赵丽的舌象，舌淡苔黄，舌边、尖红，少津，脉浮数，开始写处方。

金银花 15g	净连翘 12g	冬桑叶 12g	杭菊花 10g
蜜桑白皮 10g	蜜枇杷叶 10g	苦桔梗 10g	苦杏仁 10g

白茅根20g	寸麦冬15g	鲜芦根30g	南薄荷5g（后下）
板蓝根12g	前胡10g	浙贝母10g	郁金10g
生石膏15g	焦神曲15g	鸡内金15g	

3剂，水煎200mL，每2～3小时口服1次

赵丽第3天上午复诊，告知："我就诊第1天吃了2剂药，当日分4次服用，下午便开始微微出汗，第2天体温就降至正常。现在咳嗽、咳痰，痰色黄质黏不易出，今天想再拿点儿药，同时再查一下，做个化验和胸部X线片。"来医生说道："做一个化验，胸部X线片复查过一段时间再说吧，炎症渗出吸收没有那么快。"复查血象后，看到血象结果一切正常，来医生笑着说："我把药物给你调整一下，过两天就可以正常哺乳了。"来医生把上一次处方稍作调整，以治疗咳嗽为主，嘱赵丽继续服用4日，如果还没好就来复诊，好了就不用来了。之后就没见到赵丽。

来医生点评1

哺乳期感冒怎么办

如果只是轻微的普通感冒，并未有发热症状，妈妈们只要多喝水，吃点儿清淡的食物，服用一些中成药感冒颗粒或是板蓝根冲剂便可缓解，这样是可以正常哺乳的。为了安全起见，跟孩子接触的时候尽量戴口罩。如果患有流行性感冒，则应避免与孩子接触，接触时务必戴口罩。

来医生点评2

哺乳期咳嗽能否使用抗生素

使用抗生素药物会造成乳汁中含有抗生素，会使得婴儿间接服用了抗生素。在选用抗生素时，妈妈们一定要向医生讲明自己处于哺乳期，以选用短效、对母婴危害小的药物，减少药物在婴儿体内的蓄积和危害。如果使用强效抗生素，可能对婴儿造成危害时，可以暂时使用奶粉喂养，并根据药物代

哺乳期因高热哺乳难，辛凉解表三日功效佳

谢的时间来判断停药后需要多长时间才可以哺乳。

来医生点评 3

哺乳期感冒注意事项

哺乳期得了感冒，妈妈们可以适当补充水分，要选择清淡、易消化饮食，不吃辛辣刺激、油腻食物，此时一定不要再服用乌鸡汤之类进补之品；发热时必须卧床休息，需要时进行物理降温，同时最好有人帮忙照看孩子，以便自己能有更多的睡眠和休息时间；如果出现高热不退、咳嗽加重、呼吸困难等症状，应尽早去医院治疗。

孕妇感冒发热苦不堪，中药口服两剂保平安

2018年立冬之后的北京，一个寒冷的下午，一位小腹微凸的年轻女性，戴着口罩，在爱人的陪伴下面带忧虑地走进诊室，边咳嗽边说："来医生您好，我已经持续发热、咳嗽7天了，现在怀孕4个月了，所以一点儿西药都不敢用，您能不能让我快点儿好起来，别发热了，我真怕再发热会影响到孩子，我们家邻居说您治疗过像我这样情况的患者，让我来找您。"

接诊后，来医生笑着对李静（化名）说："中医治疗热性疾病方法有很多，中医选用的药物也很广，可以避免使用对孩子有影响的药物，你把你得病的情况简单跟我说一下吧。"

李静略带委屈地说："7天前产检的时候路上有点儿风，我没穿足够多的衣服，夜里吃东西多了点儿，就开始发热，体温最高37.2℃，轻微咳嗽、无痰，咽痛，恶心，呕吐2次，呕吐后体温37～37.5℃，大便正常，前两天体温增高，最高38.5℃，咳嗽明显，痰不多，曾在某医院急诊查了一下，这是结果。"

血常规：WBC 13.4×10⁹/L，中性粒细胞0.825。尿常规：酮体（＋）。

诊断：支气管炎。建议使用抗生素、纠酮治疗。

"我害怕影响孩子，没有用抗生素，就输了点儿液，今天到您这里想吃中药。"

来医生听到这里，明白了疾病的前后经过，问道："中医应该能解决你的问题，你现在是什么症状？"李静听到这话后，激动地说道："我现在就是发热，体温最高39.6℃，咳嗽、咳痰，痰色略黄，量少、黏稠不容易出，嗓子痛，食欲缺乏、恶心，没有恶寒、出汗、小便不利的症状，大便正常。"

来医生拿出听诊器，听诊无异常，见舌淡苔黄略腻，脉浮数，告诉李静："中医考虑你得的是外感发热，风热犯肺夹有内湿。治疗并不复杂，运

用中医温病学中的辛凉清解法佐以理气和中治疗。"

李静瞪大眼睛说："什么是温病，不会病得很严重吧？"看着她焦灼的眼睛，来医生赶忙解释说："温病是外感发热类疾病的一种，有的情况会比较重，有的会比较轻，你现在属于比较轻的，你的疾病符合辛凉清解法治疗范围，采用常用的银翘散加减治疗即可。"

金银花 10g	净连翘 10g	蜜桑白皮 20g	蜜枇杷叶 10g
苦桔梗 10g	苦杏仁 10g	黄芩 15g	生姜 5g
鲜芦根 30g	南薄荷 5g（后下）	板蓝根 12g	前胡 10g
浙贝母 10g	藿香 10g	紫苏梗 10g	

3剂，水煎200mL，每2～3小时口服1次，每次适量

李静第3天上午复诊告知："我就诊第1天吃了1剂半的药，共3次，下午就开始微微出汗，体温下降至正常，第2天发热、咳嗽消失，可以进食了。对了，我想再查查白细胞。"来医生开出了化验单，复查血象后告知患者一切正常。李静非常兴奋地说："刚开始我还以为中药退热作用没有那么快呢，想不到中药退热一点儿也不慢，既能抗炎，又能降低白细胞。"

来医生点评 1

冬季感冒一定是风寒感冒吗

中医认为，感冒的病因、病机因季节不同，当时感受的风、寒、暑、湿、燥、火天之六气不同，以及感邪的人体的自身状况不同，而表现各异。这也就是说，不同的季节感受不同的外邪，或者不同的人同时感邪，感冒的表现大不相同。中医认为，冬季感冒大致分为以下3种类型。

1. 风寒型感冒　多数人表现为怕冷、流清涕、鼻塞、打喷嚏、咳嗽有白痰等症状，正确的治疗应该是以祛风散寒为主，而不是清泻"内火"，这时候如果服用双黄连口服液、银翘解毒丸等寒凉药物，不但不能促进感冒的痊愈，还会使病情加重。

2. 寒包火型感冒 是北方地区冬季感冒最常见的一种类型。患者感受外寒后，没有得到正确的治疗，经过短暂的风寒期之后，邪气跟随患者的体质状况，化热入里，而表寒也同时存在。所以，患者往往既有鼻流清涕、轻度怕冷等表寒的症状，又有口渴、咽喉疼痛等里热的症状。这种情况，如果单纯清热则外寒不散，如果单纯散寒则内热加重，所以必须寒热同治，根据寒热的程度选择合适的药物。

3. 风热型感冒 也较为常见。患者可见发热、头痛、咽喉红肿疼痛、咳嗽、痰黏或黄、黄鼻涕、口渴、烦躁不安等一派热象，治疗应该辛凉疏透，市面上能见到的感冒药物大多是清热类药物，如小柴胡颗粒、银翘片、银翘解毒丸、桑菊感冒片、银黄颗粒、双黄连口服液等。

【来医生点评 2】

感冒必须要用抗生素吗

很多人认为，感冒是因炎症导致的，治疗应该使用消炎药，即抗生素，这种认识是不对的。首先，很多感冒或者感冒初期是病毒感染，而不是细菌感染，抗生素对于病毒感染是无效的。其次，中医与西医对细菌感染的治疗目的不同。西医可以选用针对性的抗生素杀死致病菌，使人体炎症消散，但抗生素在治疗中也会杀伤人体有益菌，导致不良反应出现。中医治疗不是以病原微生物为目标，是以纠正人体生理平衡状态为目标。中医采用中药、按摩、针灸等手段来纠正生理失衡，当身体的生理平衡状态恢复时，其内部原有的消炎、灭菌等功能也会恢复正常。所以，中医治疗感冒不但有效果快而好的特点，而且不良反应也较少。

【来医生点评 3】

怎么通过症状来分辨普通感冒和流行性感冒

冬、春季节是流行性感冒的高发期，对于老人和小孩来说，得了流行性感冒症状会相对比较严重。那么问题来了，得了感冒，怎么区分是普通感冒还是流行性感冒？我们可以通过下表进行鉴别。

孕妇感冒发热苦不堪，中药口服两剂保平安

普通感冒与流行性感冒的区别

	普通感冒	流行性感冒
致病原	细菌、病毒、支原体、衣原体等	甲型、乙型、丙型流感病毒;甲型流感病毒容易变异,乙型流感病毒次之,丙型流感病毒很少变异
发病季节	一年四季均可发病	冬、春季节多见
流行性	波及范围小	在高发季节,经常整个家庭的成员、幼儿园集体同时生病,具有很强的传染性
症状	发病较急,常伴有咽喉痛、头痛、咳嗽等症状,起初是清水鼻涕,几天后变黄变浓稠,有时不发热,有时有低热、中热,高热很少,一般经过7天自动痊愈	发病一般较急,会突然高热,体温很高,达到 39 ~ 40℃,头痛欲裂、浑身酸痛、鼻塞,没有精神,不想吃饭,有的人还伴有腹泻等症状

流感的确诊需要用咽拭子进行病毒测定,对于普通人来说,我们可以通过症状来简单判定是否为流感,一般高热及全身症状比较重的时候,可能为流感,要做好预防,同时要前往医院就诊,积极治疗,尤其是老人和小孩。

来医生点评4

简单生活保健预防感冒

1. 冬季外出轻揉迎香穴　鼻腔是邪气侵犯人体的重要门户,鼻翼两边的迎香穴是预防呼吸道疾病的重要穴位,轻轻按揉这个穴位可以起到通鼻窍、驱散风邪的作用。冬季早上出门的时候,可以通过按摩迎香穴减少感冒发生的机会。

2. 保证颈部的温暖　颈部是多条经脉循行的地方,尤其是足太阳膀胱经,有抵御外邪的作用,风寒邪气容易侵犯足太阳膀胱经进而出现感冒症状。所以,颈部的保暖十分重要,将双手捂暖之后,在颈部轻揉,可以使经脉气血充盛,增强对病邪的抵抗力。风寒型感冒发热,提捏颈部两侧的风池穴,可以起到出汗、退热的作用。

3. 体寒之人饮姜茶　生姜是一味很常见的中药,味辛,性温,归肺、脾、胃经,具有发汗、散寒、温胃止呕、祛风止咳的作用。如果是风寒感冒或体寒之人，可以用生姜泡水服用驱寒，还可以适量添加红糖、蜂蜜等，改善口感。

4. **揉搓大鱼际**　大鱼际就是人手掌正面拇指根部至掌根部肌肉凸起的地方，鱼际穴属于肺经的荥穴，经脉之气充足，可以抵御外邪。平时揉搓大鱼际不仅可以保证双手的温暖，还可以驱散风邪，预防风寒感冒。

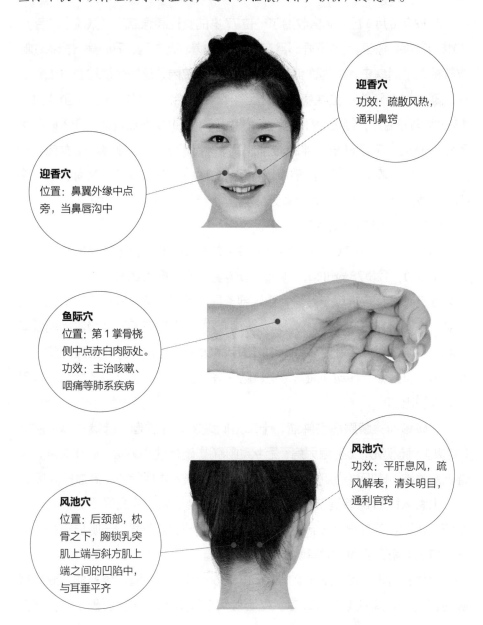

迎香穴
功效：疏散风热，通利鼻窍

迎香穴
位置：鼻翼外缘中点旁，当鼻唇沟中

鱼际穴
位置：第1掌骨桡侧中点赤白肉际处。
功效：主治咳嗽、咽痛等肺系疾病

风池穴
功效：平肝息风，疏风解表，清头明目，通利官窍

风池穴
位置：后颈部，枕骨之下，胸锁乳突肌上端与斜方肌上端之间的凹陷中，与耳垂平齐

肿瘤化疗后反复发热，中药经方三剂效堪夸

2019年8月1日，病房收治了一位77岁的女性胰腺癌患者张燕（化名）。2018年年底，张燕食欲不好，且有2型糖尿病、高血压、冠心病、冠状动脉支架植入术后病史，因为血糖不稳定，于某医院内分泌科住院检查并治疗，住院期间发现胰头占位性病变，行胆肠吻合术治疗。2019年3月至4月行13次伽马刀治疗，经过治疗后症状稍有好转，可进少量流食。张燕入院时可见食欲减退、不欲饮食，伴上腹部胀满、呃逆，无明显腹痛，无发热、黄疸，无恶心、呕吐，偶有反酸、胃灼热（烧心），口干口苦，时有头晕、头痛，入睡困难，小便黄，大便每天2次。近1个月来体重下降约7kg。

值班医生入院查体，结果如下。

体温（T）：36.2℃；脉搏（P）：90次/min；呼吸（R）：18次/min；血压（BP）：123/78mmHg。神清，精神弱，轮椅推入病房，周身浅表淋巴结未触及肿大；双巩膜无黄染，双眼睑苍白，呼吸对称，双肺呼吸音粗，左下肺少许湿啰音，心率90次/min，律不齐，二尖瓣可闻及2级收缩期杂音（SM）；腹部平软，剑突下可见15cm手术瘢痕，愈合良好，全腹压痛，无反跳痛、肌紧张，移动性浊音（-），肠鸣音1次/min，双下肢无水肿，病理反射未引出。

入院诊断：胰腺恶性肿瘤，十二指肠继发恶性肿瘤，肺继发恶性肿瘤（疑似），脑梗死，2型糖尿病，冠状动脉粥样硬化性心脏病，心律失常，室性期前收缩，陈旧性心肌梗死，冠状动脉支架植入术后状态，高血压3级。

患者入院时病情复杂且较重，采用综合治疗后，情况尚平稳。入院第13天13：40患者出现发热，体温最高39℃，自觉畏寒，无明显寒战，无汗，自觉头晕、头痛，时有喘憋，咯黄白痰。

查体：心率110次/min；血压177/86mmHg；神清，精神弱，双肺呼吸音稍弱，可闻及散在湿啰音，左上腹可触及8cm×8cm质硬包块，压痛

（＋），无反跳痛，无肌紧张，墨菲征（－），麦克伯尼点（简称"麦氏点"）无压痛，肝、脾未触及肿大，肝、肾区叩痛（－）。移动性浊音（±），双下肢轻度水肿。

急查血常规、尿常规、生化电解质，予赖氨匹林 0.9g 静脉滴注退热，卡托普利 12.5mg 口服降血压对症处理。根据化验报告考虑患者有肺部感染，予拉氧头孢 1.5g 静脉滴注，每 12 小时 1 次抗感染治疗。经治疗近 1 周后，发热无明显改善，效果不佳。

17：00 时，张燕家属急急忙忙赶到来医生门诊，焦虑地说道："来医生，张燕是不是不行了，发热接近 1 周也没好，用了抗生素也不管用，每天反复发热，退热药给上，发热缓解都到不了 4 小时，看她这样我们家人非常难过。想问问您，还有什么办法别让她这么受罪。"来医生听到这里后，想起查房的时候了解到这位患者肿瘤继发感染的可能性比较大，当即要求根据化验结果调整用药，如果发热症状没有减轻，就证明药物无效。

来医生当天下午有接近 60 位患者就诊，结束下午的门诊时已经 17：30 了。来医生一边安慰患者家属，一边赶往病房。走在去病房的路上，来医生想着多种发热的中医辨证思路，六经辨证、三焦辨证、卫气营血辨证等。回到病房后，问了主管医生患者的病情，走到张燕床边。张燕有气无力地说道："来医生，这两天我老发热，主管医生按照您的要求调整了用药，可还是不行，体温持续波动在 38～39.5℃。现在我觉得浑身发热，体温下降一点儿就觉得身凉，一直恶心想吐，没有一点儿胃口，喘憋咳嗽。"来医生边问张燕症状，边摸脉、看舌象，患者舌红苔白，脉浮滑数。查体较前无明显变化，中医考虑少阳发热。结合黄煌教授经验，决定采用和解少阳的治法，处方如下。

| 柴胡 40g | 黄芩 15g | 连翘 40g | 炙甘草 15g |
| | | | 3 剂，水煎服，每日 2 次 |

第 2 天上午，来医生早上 07：30 赶到病房，查看张燕情况。张燕有气

无力地说："来医生，昨天家人取药后，煎出来我就开始喝，喝了大概一半的药，夜里发热没有那么高了，舒服地睡了一觉，今天早上体温又上去了，39℃。"来医生又仔细询问了发热的状况，详细查体后嘱咐张燕："今天的药物不用按照每日 2 次服用，你能喝的话就尽量喝，今天可以服用 1 剂半的药量。"张燕说："来医生，我相信你，至少昨天晚上我睡了一个好觉，我会按照你说的做。"

第 2 天 16：00，内镜工作结束后，来医生来到张燕的床前询问病情。张燕笑着说道："来医生，今天我就一直把药当茶喝，就是这个茶太难喝了，我喝了 1 剂半的药，体温从 39℃ 慢慢降到了 37.8℃，今天是这几天最舒服的一天，可以稍微吃点儿东西了。中药还有 1 剂，继续这么喝吗？"来医生听到这里，笑着说道："中药应该起效了，继续这样服用吧。"

第 3 天 07：30，来医生再次查看张燕病情，张燕高兴地说道："来医生，我昨天休息得很好，今天早上体温已经正常了，我非常高兴。"张燕的女儿也高兴地说道："我妈今天可以吃点儿东西了，精神状态比原来好多了，没想到中药能解决这么厉害的发热。"来医生听到这里也很高兴，嘱咐张燕避免感冒。

张燕症状好转后，观察近 1 周，未再发热；出院 1 周后电话随访，无发热，可进食流食。

来医生点评 1

揭开胰腺癌的面纱

胰腺癌，顾名思义，就是胰腺部位的恶性肿瘤，约 90％ 起源于胰管上皮的导管腺癌，恶性程度很高，诊断和治疗都很困难，总体治疗效果在癌症中可以说是最差的，5 年生存率 <1％，被称为癌中之王。

来医生点评 2

胰腺癌的典型症状是什么

胰是位于腹上区和左季肋区，横置于第 1～2 腰椎体前方，并紧贴于腹后壁的狭长腺体。因其位置较深，病变之初难以被察觉。直到肿瘤晚期，肿瘤侵犯神经引起腹痛才会有显著的临床症状。胰腺癌的典型症状：①上腹部疼痛，疼痛逐渐加重，疼痛时后背可有牵涉痛，平躺时因腹部脏器位置改变，肿瘤伸展而痛感加剧；②厌食，体重减轻，胰腺可以分泌消化酶，肿瘤发生后，消化酶分泌异常，可出现厌食，加之肿瘤本身消耗导致体重减轻，半年内减少原体重的10％以上；③无痛性黄疸，因为胰腺和胆管共同开口于十二指肠，当胰头部肿瘤增大压迫胆总管时，引起胆汁排泄不畅，可以出现无痛性黄疸；④其他症状，如恶心、厌食、郁闷、消化不良和呕吐等。

来医生点评 3

如何预防胰腺癌

对于胰腺癌的发生原因尚不完全清楚，一般认为与吸烟、饮酒，高脂肪、高蛋白饮食，过量摄入咖啡，高脂血症、糖尿病、慢性胰腺炎、胆石症，以及长期暴露在含石油醚类的化学物质环境下有关。

需要注意，没有家族病史，突发糖尿病、急性／慢性胰腺炎却找不出原因的人，应及早检查以了解潜在胰腺肿瘤的可能性。

另外，精神障碍、心理障碍也是癌症的高危因素。胰腺癌与神经、内分泌有一定的联系，所以保持好的心情，注意适时解压，对于预防癌症以及胰腺癌都很有帮助。

来医生点评 4

肿瘤发热的原因有哪些

肿瘤发热的原因很多，可能是细菌感染、真菌感染、化学药物治疗反应、放射治疗反应、肿瘤转移、肿瘤本身引起等。

败血症高热寒战呕吐，四味草药三日病魔退

2018 年 4 月的一个下午，孙立民（化名）从老家河北保定返回北京，临行前老战友饯行。老战友相聚，相谈几十年的战友情，自然免不了多饮几杯。饮酒后孙立民出汗较多，聚会结束后，女儿开车送他回京，途中孙立民微醉犯困，自觉烦热，便开窗透气。孙立民回到北京家中已经是晚间 8 点，酒醒后恶心、呕吐，呕吐胃内容物 6 次。他和家人觉得是胃炎，为饮酒所致，未予注意，随即睡觉了。第 2 天早上，孙立民翻身起床后，觉得轻微胃痛，没有一点儿力气，天旋地转，浑身酸软怕冷，叫醒老伴儿测体温后，发现体温已经升高到 39.1℃，便觉得不对劲儿。自己有高血压、冠心病、脑梗死和慢性萎缩性胃炎伴中度小肠上皮细胞化生，孙立民担心病情加重，喊上女儿便往医院急诊赶。在医院急诊发热门诊就诊后，排队、交费、查血，一通"折腾"让孙立民更觉得乏力了，看到急诊的环境，孙立民觉得更烦躁了。等了一段时间，化验结果出来了，显示如下。

血常规：WBC 14×10⁹/L，中性粒细胞 0.806。便常规：未见异常。肝、肾功能：未见异常。心肌酶谱、血淀粉酶：未见异常。心梗肌钙蛋白（TNI）：未见异常。

考虑急性胃肠炎。急诊科医生告诉孙立民需要留院观察，输液治疗。孙立民听到这里，坚决不同意留下，要求口服药物回家治疗。女儿多番劝阻也没有用，医生只好让孙立民口服左氧氟沙星、泮托拉唑、铝镁加混悬液，并叮嘱孙立民如果症状不缓解，尽快来医院进行治疗。

在家治疗 3 天后，孙立民的症状始终反复，他觉得自己一会儿像在冰里，冷得厉害，一会儿像在火里，热得要命，胃还在痛……想一想还是到医院住院治疗吧！2018 年 4 月 20 日，孙立民来到医院住院，走到住院部的楼道就没有力气了，医生看到后，发现孙立民全身乏力，体温还偏高，38.4℃，而且头晕，食欲也不好，赶紧安排床位。医生详细了解了病史，查

体时孙立民心率 102 次 /min，双下肺可听到湿啰音，上腹轻压痛。医生安排护士抽血化验时，孙立民一看到四五个抽血管就着急了，说道："这两天我都没怎么吃东西，如果能不抽血就尽量别抽了，吃多少东西才能产生这么一点儿血呀！"主管医生赶忙解释道："我们肯定选择最有针对性的项目来检查，要不然也不清楚病情呀。"一会儿，化验结果出来了，显示如下。

血常规：WBC 15.8×10^9/L，中性粒细胞 0.906。便常规：未见异常。肝、肾功能，心肌酶谱，血淀粉酶：未见异常。心梗 TNI：未见异常。心电图：未见异常。腹部超声：轻度脂肪肝。其余未见异常。

主管医生考虑可能是肺部感染，采用莫西沙星抗感染以及控制血压、抑制胃酸、调节血脂等对症治疗。

住院期间，孙立民反复发热，烦躁明显加重，家属要求主管医生尽快控制病情，如果控制不佳则转院治疗。这天下午 3 点，孙立民开始出现 39.8℃高热，伴有寒战，医生查体无明显变化。胸部 CT 检查显示：右下肺中叶炎症。主管医生安排护士抽 4 份血培养。护士拿着 4 个血培养的培养瓶来到孙立民床前，孙立民吓了一跳，说："还要抽这么多血，我这几天吃也吃不下，发热还那么厉害，我这血得什么时候才补得回来呀！不抽行不行？"主管医生赶忙解释道："根据你的情况，我们怀疑有菌血症，所以要抽血，根据培养结果来选择对应的药物治疗。根据细菌的分类和血培养需要的标本、试剂要求，需要抽血的量相对大一些，还得请您理解。"来医生正在办公室里与患者家属交待病情，交代后走到孙立民的病房。来医生问清楚情况后，告诉家属抽血培养的目的，同时也问孙立民："用一点儿中药试试吧？"孙立民说道："中药治疗有效吗？我发热这么严重，西药都不管用。"来医生回答道："再给我们 2 天时间，我们把中药加上。"来医生又详细地问了病史和症状，了解到孙立民目前恶寒、发热，体温早上一般为 38℃，中午最高，可达 39.8℃，用药后会大量出汗，下午和晚上体温略低，但都是发热状态，同时还伴有口苦、恶心、胃部隐隐不适、食欲差，舌淡苔薄白，脉浮。回到办公室，来医生反复思考，根据症状，按六经辨证考虑为少阳郁热，方剂应采用小柴胡汤治疗，但是患者症状比较重，量应加大，遂开具处方如下。

北柴胡 50g　　　酒黄芩 15g　　　炙甘草 10g　　　连翘 40g

3 剂，每日 1 剂，通知颗粒药房立即配方。

16：15 开始服用，1 剂药 2 包，冲服，频频服用

服药后当天 18：30，孙立民开始微微出汗，发热、恶寒症状减轻，体温 38.2℃，来医生听到这个消息后，嘱咐孙立民："继续服用药物，晚上把 1 天的量喝完。"孙立民看到体温下降，非常高兴地说道："药虽然很稠很难喝，但是有效就行，您放心吧，我肯定按照您的要求来服药。"

第 2 天，来医生起了个大早，赶到医院查看孙立民的病情。孙立民看到来医生后脸上也有一点儿笑容，说道："来医生早，昨天晚上不错，虽然体温没有完全正常，但是已经在 37.5 ~ 38.2℃了，今天早上想吃东西了，吃完东西我肯定接着喝药。关于抽血化验，我不是太懂，您别介意，希望您也体谅我的病情，我也是着急了。"来医生听到这里笑着说："我昨天一晚上都没睡好，早上看到你的状况，我悬着的心才落地了。其实您和家里人也应该体谅一下医生，每一个医生都希望患者好起来，只是有些疾病比较复杂，需要一些检查和时间。"

3 剂中药喝完后，孙立民的发热症状完全消失了，只有上腹部隐痛、食欲不佳、乏力的症状还在，根据舌脉考虑脾胃亏虚，采用香砂四君子汤加减治疗善后。4 天后症状好转，可以考虑出院。出院后，血培养回报"大肠埃希菌感染"，随访 1 周，未见不适。

来医生点评 1

什么是败血症

正常情况下，我们的血液中没有细菌。当外来致病菌感染或自身免疫力下降的时候，细菌侵入血液而没有被人体免疫系统清除，并生长繁殖产生大量的毒素及代谢产物，引起全身各个系统感染的综合征，我们称为败血症。

细菌是怎么进入我们血液系统的

皮肤及皮肤黏膜是人体的第一道防御屏障，能抵御大量的外来细菌侵袭，当我们的皮肤或皮肤黏膜出现破损时，如有外伤、疖、脓肿、扁桃体炎、中耳炎等疾病，外来细菌就会侵入血液系统，血液系统有大量的免疫细胞（也就是我们通常说的免疫力），当免疫细胞功能正常，细菌致病力不是很强时，人体的免疫细胞就会清除细菌，这时候我们通过血培养可见一过性的细菌繁殖，称为菌血症；当患者患有营养不良、贫血、糖尿病及肝硬化等疾病时，免疫功能较为低下，不足以清除细菌，更容易出现败血症。另外一种情况，人体与外界相通的腔道都含有一定数量的细菌，以胃肠道最多，部分细菌对人体有益，如双歧杆菌；当出现过度劳累、睡眠严重不足、压力过大等情况，或有获得性免疫缺陷综合征（AIDS）、肝硬化、糖尿病等疾病时，这些细菌就会侵入血液系统，导致败血症的产生。

什么症状可能被诊断为败血症

败血症常见的症状：起病快，寒战高热，患者自觉一会儿很冷、一会儿浑身发烫，全身不适，头痛，肌肉及关节疼痛，软弱无力，脉搏、呼吸加快，恶心、呕吐等胃肠道症状，皮疹、关节红肿、肝大、脾大等。严重败血症可出现中毒性脑病、中毒性心肌炎、肠麻痹、感染性休克及弥散性血管内凝血（DIC）等。

败血症的危害

患有败血症，血液中会含有大量的细菌，细菌会随血液运行至各个器官，可引起各个器官的损害。金黄色葡萄球菌可引起感染性休克，肾、肝脓肿，可危及生命；革兰氏阴性杆菌引发的败血症可并发心力衰竭、肝衰竭、急性肾衰竭、呼吸窘迫综合征、弥散性血管内凝血（DIC）等危及生命的疾病。

如何预防败血症

1. 控制致病菌 避免皮肤黏膜受损，如果有外伤，应及时发现和处理感染病灶，医院在进行各种诊疗操作时应严格执行无菌操作；对已发生的疖肿，不要挤压，以免细菌扩散形成败血症，尤其是金黄色葡萄球菌感染导致的化脓；需要抗菌药物或皮质激素治疗者，在治疗应用过程中应严密观察，防止真菌感染。

2. 消毒隔离 住院的败血症患者病房应加强消毒隔离措施，及时调整住院床位，保护免疫功能低下的患者，尤其是防止耐药的金黄色葡萄球菌、铜绿假单胞菌及真菌等蔓延。

中医怎么治疗败血症

了解了败血症的病因，我们可以知道，这不是一个现代才有的疾病。古代的战乱、外伤比现在要多，患败血症的人也会比较多，中医是怎么治疗的呢？在现代医疗条件下，中医治疗具有什么样的参考价值？败血症在中医学中属于"疗疮走黄""疽毒内陷"范畴，通俗地讲就是火毒内攻脏腑，正气不足，邪热嚣张，热毒充斥表里、三焦、营血，即中医学所谓的"毒入于心则昏迷，入于肝则痉厥，入于脾则腹疼胀，入于肺则喘嗽，入于肾则目暗手足冷，入于六腑亦皆各变端，七恶叠见。"中医温病学积累了丰富的治疗经验，创立了一系列的经典名方，如安宫牛黄丸、至宝丹、紫雪丹、茯苓皮汤、犀角地黄汤、清瘟败毒饮、清宫汤、温胆汤、蒿芩清胆汤、生脉饮、复脉汤、青蒿鳖甲汤及增液汤等，在退热开窍方面疗效卓著，这些经验非常值得参考。

夜间反复低热十数载，中药滋阴透热一剂平

2016年6月的一个下午，武嘉华（化名）实在忍受不了夜间的低热，对女儿说："去咱们家隔壁的中医院看看我的这个低热吧。"她的女儿说道："您这低热都十几年了，去了多少家医院都没看好，也没有说清楚什么原因，这家医院能看得好吗？"武嘉华说道："试试吧，我现在也太难受了，夜里总是热得睡不着觉，烦得不行，还是得看呀，你给我挂个号吧。"第2天一大早，女儿推着武嘉华来到来医生门诊："来医生，听说您看病看得不错，您帮我妈看看，我妈低热都15年了，去了很多家医院，也没有说出什么原因，不知道怎么办了。有的大夫说我妈是结核病，有的大夫说是慢性阻塞性肺疾病合并感染……做了结核的相关检查，也没查出来结核菌，吃了很多种抗生素、中药退热，各种方法都试了，没什么效果。这两天我妈的体温又比原来高了，原来夜里37.5℃，现在夜里38.2℃，烦得睡不着觉"来医生边听家属的诉说，边看武嘉华手里一叠厚厚的化验单，简单查体听了一下患者的肺部，有痰鸣音，初步判定患者可能有感染和心功能不全，就对患者女儿说道："我觉得你母亲可能有肺部感染和心功能不全，病情相对复杂，门诊患者太多了，我建议办理住院治疗，这样我门诊结束后，下午能够仔细地分析一下病情，采取相应的治疗措施。"武嘉华和女儿简单商量了一下后，就办理了住院手续。来医生12：30结束上午的门诊，简单吃了点儿午饭就到病房查看武嘉华。

来医生来到武嘉华的病床前问："您发热有什么规律吗？最高多少度？发热的时候还有什么别的症状吗？"武嘉华说："大概15年前，我得了一次肺部感染，高热，医院诊断我是慢性支气管炎、肺气肿，用了一些抗生素后，咳嗽、咳痰好了，发热没彻底好，医院说从片子来看没什么事了，我就出院了。感觉从那次发热以后，我的低热就开始了，每天下午3点左右开始发热，从37.2℃，到夜里11点左右体温达到37.5℃，也没什么别的症

状,吃、喝、睡觉都不受影响,早上自己就退热了,我也没太当回事,就想着慢慢看吧。西医查了血常规、结核、肿瘤、风湿免疫、补体等,都没什么事情,中医也看了不少,但发热反反复复从没好过。感冒咳嗽了,发热就重,治疗后高热退了,低热始终就没有退。"来医生边听边看患者前期的治疗,有西医调整抗生素的,有中医从湿热、阳明腑实证等进行治疗的。了解病情后,来医生觉得病情复杂,超出了自己的预期,又问道:"我觉得西医专家该想到的方面都已经想到了,其中很多专家是我仰慕的对象,我觉得这个病还是需要中医治疗,但是中医治疗讲究辨证论治,需要更多的症状描述。您再仔细想想,发热的时候还有什么症状?比如怕冷、出汗、小便多、烦躁、乏力等。"武嘉华仔细想了想,说道:"下午发热的时候没有什么症状,夜里发热的时候,稍微觉得有点儿冷,微微有点儿出汗;另外,食欲不好,心情烦躁,觉得没有精神,乏力,走路多了会气喘。这两天发热温度比原来高了,38.2℃,烦得我睡不着觉,偶尔会起来喝点儿凉水,但是喝完凉水后就觉得胃痛。对了,平时大便费劲儿,两天1次,不干燥,小便量无变化。"

来医生听完这些,看了患者舌象,舌淡红,苔满布,脉象细、滑、略数。来医生接着说道:"今天我给您开点儿中药,晚上就服用一些看看情况如何。"

在返回办公室的途中,来医生仔细琢磨患者病情,从中医角度来说,发热分为外感和内伤,从这位患者的症状来看,既无外感症状,也无外感脉象,不应该为外感发热,应该为内伤发热,气虚、湿阻气机这些都有,那么究竟怎么入手呢?回到办公室,来医生进行辨证,考虑患者为本虚标实,本虚为气阴不足,标实为湿阻气机,气虚可出现气短乏力,阴虚可出现烦躁、夜热早凉,标实为舌苔满布、大便不畅、食欲不好,结合之前医家的治疗情况,甘温除热、化湿清热效果不佳,应该选用滋阴清热治疗。那么问题来了,滋阴会助湿,会阻碍胃气,长期低热,应该如何选方用药?经过仔细考虑后,来医生开具处方如下。

青蒿 60g	醋鳖甲 45g（打碎先煎）	细生地黄 30g
牡丹皮 30g	炒麦芽 30g	

3 剂，水煎服，每日 2 次

第 2 天一大早，来医生赶到病房查看武嘉华病情，家属说道："昨天下午吃了您的药，夜里没有发热，也不烦躁了，睡了一个好觉，早上觉得特别好，也想吃点儿东西了。"武嘉华也跟着说道："这十几年从来没有像今天这么好过，太谢谢您了。"来医生听到这里，觉得紧张的心情放松了，详细问了一下情况，说道："接着喝药，别太着急下结论，病情有可能会反复。"武嘉华连续服药 3 天后，发热未再出现，随后治疗以益气养阴、健脾化湿为主。5 天后武嘉华出院，出院后随访未再出现发热症状，精神大为好转。

来医生点评 1

什么是低热

每个人都有过发热的经历，发热可以称得上是一种常见症状。低热是发热的一种，那么，多少度为低热呢？一般我们讲的低热是指体温超过正常，但在 38℃ 以下。长期低热指持续发热 2 周以上，不包括间断发热。

来医生点评 2

低热的常见原因是什么

引起患者低热的原因大体上可分为 3 类：①感染性低热，这种在生活中最为常见，占 40% 左右，而在所有的感染性低热中，以结核分枝杆菌感染最多。结核分枝杆菌感染表现为午后低热，还可能伴有咳嗽、乏力、夜间或睡醒后出汗等。慢性胆道感染、慢性肾盂肾炎、慢性尿路感染、慢性盆腔炎、慢性中耳炎、慢性鼻窦炎、亚急性心内膜炎及病毒等引起的长期低热也较常见。②非感染性发热，包括甲状腺功能亢进、风湿热、红斑狼疮、血液病、肿瘤、药物性发热等。③功能性发热，多见于青年女性和 3 岁以内的儿童，

夜间反复低热十数载，中药滋阴透热一剂平

以上午发热为主，也可能伴随出汗、手颤、失眠、乏力和食欲缺乏等。从上述内容我们可以看出，低热的病因有很多，涉及的专业很多，这就是低热患者要做很多检查的原因。

(来医生点评 3)

在什么情况下，我们应该测体温以判定是否为低热

正常情况下，我们的大脑是清醒的，能够快速处理日常的事情，即便是在一般疲劳的状况下，强打精神也会马上清醒。如果我们的大脑一直昏昏沉沉，就有可能是发热了；其次，我们在发热的时候可能会感觉到身上怕冷，如果穿的衣服和别人一样多，但是比别人更加怕冷，就有可能是发热了；另外，如果觉得没有精神，全身酸软没有力气，也有可能是发热了。在这几种情况下，我们应该拿出体温计测量体温，看是否处于发热状态。如果体温在38℃以下，但又高于37.2℃，则为低热。发热的时候，尽量避免从事高风险的活动，比如开车、高空作业等。

(来医生点评 4)

中医是怎么治疗低热的

低热的中医辨证比较复杂，常分为外感和内伤，外感分为风寒、风热、风湿，病邪侵犯人体，造成肌表不和就会出现低热；内伤为人体气、血、阴、阳生理平衡被打破，导致功能异常，如气虚、血虚、阴虚、阳虚、气滞、血瘀等，出现气血运行失度，导致低热。中医会采用对应的治疗方法，恢复人体正常气血运行生理状态，低热症状自然消除。

阵发夜间发热自汗多，经典桂枝汤方来帮忙

2015 年 11 月，一个天气阴冷的下午，就诊患者缩在诊室的等候区，穿着单衣的张建华（化名）却在诊室里走来走去。等到张建华就诊时，她告诉来医生："我今天主要是来看发热。您看这么冷的天，别人都穿好几层，我就穿这个还冒汗。今年北京这么冷，上午开会的时候，别人穿得比我厚还觉得冷，人家都觉得我身体好，只有我自己知道我这是得病了。我每天夜间 11 点发热，37.6℃，脸上一下就觉得热了，汗出得特别多，能把衣服浸湿了，汗出来的时候觉得有点儿凉。夜里 12 点之前不敢睡，都得换完衣服，才能睡觉，一到早上体温就自己降到正常范围了。去医院查了也没查出来什么，妇科诊断我得了更年期综合征，但是吃了更年安也不管用。您得给我好好瞧瞧，看看我是怎么了。"听到这里，来医生心想应该就是更年期综合征，治疗不难，就又问道："你夜里发热的时候还有什么不舒服吗？"张建华回答道："我平时就是觉得乏力，别的没什么不舒服，没有鼻塞、打喷嚏、咳嗽这些症状，查过风湿免疫、结核、自身抗体、血常规，都正常。"来医生查看张建华的舌脉，舌淡苔白，脉弦，翻阅了她的化验检查，风湿免疫、结核、自身抗体、补体、梅毒、人类免疫缺陷病毒（艾滋病病毒）等基本都查过了，除了胆固醇稍微高点儿以外，没有什么异常，查验过往中医用药，多采用滋阴、固表、补肾等方法进行治疗，效果不佳。结合患者舌脉，来医生开具处方如下。

| 桂枝 12g | 白芍 12g | 生姜 3 片 | 大枣 3 枚 |
| 炙甘草 6g | 生黄芪 10g | | |

7 剂，水煎服，每日 2 次

张建华拿到处方后笑了："来医生，您这不是逗我呢吧？别人一开都十几味药，您这总共6味药，还有2味药是调料，是自己备的。我那么痛苦，您得重视我这个病呀，千万别打发我呀！"来医生笑道："不是药越多就越重视你，用药应该考虑病情，也不是说药越多效果就越好。如果是那样，我把我们药房的药都开给你不就行了吗？我还开过2味药的药方，有效就好。咱们把这药先吃吃看，但是要在晚上11点之前服用。"张建华拿着处方，苦笑着走出诊室。

1周后复诊时，张建华高兴地告诉来医生："想不到您的药方挺简单的，吃完药竟然真的解决了我这个问题。拿了药，我当天晚上9点吃的药，吃完药我就躺在床上准备睡觉了，10点微微出了点儿汗。晚上11点时竟然没有出汗，换的衣服都准备好了，没有用上。药也不难吃，这是我吃过最好吃的中药了。已经吃了1周药了，您看我是否还需要再接着用药呀？"听了这些，来医生高兴地说道："药虽然简单，也能治病，不要小瞧小药方。"张建华连声说道："是是是，我没想到这个小药方还能管大用。您再帮我看看，别让我反复，另外我的腰还有点儿痛，再帮我看一看。"来医生用葛根汤加减来治疗张建华的腰痛。

葛根30g	桂枝12g	白芍12g	生姜3片
炙甘草6g	生黄芪10g	桑寄生30g	续断15g
丹参15g			

7剂，水煎服，每日2次

来医生点评1

什么是更年期综合征

一般来说，更年期综合征是女性到了一定的年龄后，由于卵巢功能低下，导致雌激素分泌量降低，出现一系列症状，如性欲减低、月经紊乱、面部发热、出汗、心慌、胸闷憋气、烦躁、头痛、头晕等，部分女性甚至会有轻度的焦虑、抑郁障碍或认知障碍。更年期综合征的影响因素较多，与遗传、环境、地域、婚姻质量、精神心理、生活习惯等有关。长期的不良生活刺激会加速更年期综合征的出现，使更年期综合征的症状加重。

来医生点评 2

现代医学对于更年期综合征怎么治疗

现代医学认为，更年期综合征由激素下降导致，对应的治疗就是补充激素的替代疗法。对于症状较轻者，一般不必服药治疗，症状较重者，需要激素补充治疗，但是在雌激素治疗前，应详细询问病史，进行乳房、盆腔及直肠检查，并做好用药监测。值得注意的是，激素替代疗法疗效肯定，但是有诱发子宫内膜癌与乳腺癌的潜在风险，这就影响了其广泛应用。

来医生点评 3

更年期综合征怎么预防

要让患者充分理解，更年期是人体正常的生理变化过程，人体在重新调整生理平衡时会出现一些不相适应的症状，不必过分焦虑。正确的做法是保持积极乐观的心态，多参加一些娱乐活动或适当的健身活动，增加生活乐趣，尽量平安度过这段生理调整时期。如果症状严重时，要及时就医，可以借助药物或心理疏导来控制症状。

来医生点评 4

中医怎么缓解更年期综合征

1. **心态平和** 《黄帝内经素问·上古天真论》强调"恬惔虚无，真气从之，精神内守，病安从来"。思想上保持清心寡欲，真气就能顺从，气血平衡。忧愁、喜悦、悲伤、愤怒、恐惧等情志变化均应有所节制，过度、过强或过久都会引起脏腑功能失调，导致气血运行逆乱。在特殊时期，尽量做到不为琐事劳神费心，不过分追求名利，不斤斤计较，不患得患失，使脏腑功能与气血运行协调，人会更年轻、更精神。

2. **气血保养** 女子以血为先天，女性平时要注重气血的保养，要重视月经的变化，女性月经一旦出现周期不规律，经量减少或过多，就应及时到

阵发夜间发热自汗多，　经典桂枝汤方来帮忙

医院检查治疗。现代人生活节奏较快，经常加班加点，挑灯夜读，或用电脑工作直至深夜，严重影响睡眠，这会导致阴血亏损、虚火内炽，加快衰老。要做到避免过度劳累、过度熬夜等损伤气血的不良生活习惯。

3. **合理饮食** 脾胃为人体气血生化之源，脾胃运化功能的强弱，直接影响气血的盛衰，脾胃功能的紊乱，可以导致痰浊、瘀血的产生，可以加重更年期综合征的症状。同时，饮食宜清淡，不可贪凉饮冷，膏粱厚味尽量少吃，谷、果、肉、蔬要合理搭配，不要偏食，进食时宜细嚼慢咽。

> **来医生点评 5**

缓解更年期综合征的常用食疗方

中医认为，更年期综合征的调养重点是顾护肾阴、疏肝解郁，调养恰当可以改善生理功能的紊乱状态。下面介绍几个简单食疗方。

⊛ **虾米粥**

补脾益肾，用于平时月经量较多，经血色淡或有块，腰膝酸软，恶寒怕冷，大便溏，纳呆、腹胀等症。

对虾 10 个，小米 100g，盐、味精、麻油、葱末适量。将对虾切成小丁，小米淘净，共煮粥，加调料即成，每日 1 次。

⊛ **地黄枣仁粥**

补阴清热，用于平时手足心热、面热汗出、耳鸣腰酸、烦闷易怒、口苦尿黄、多梦、便干等症。

酸枣仁 30g，生地黄 30g，大米 100g。大米淘净，共煮粥，每日1 次。

⊛ **鲜枸杞汁**

补肝益肾，适用于月经紊乱，经量或多或少，经期提前或推后，头晕目眩、五心烦热、面潮红、腰膝酸软等症。

鲜枸杞子 250g。洗净后用纱布包裹，榨取汁液，每次 10～20mL，每日 2 次。

◎ 莲子百合粥

养心益肾，补脾止泻，适用于更年期烦躁不宁、焦虑易怒、脾胃虚弱的女性。

莲子40g，百合30g，大米50g。将莲子、百合、大米洗净后，一起放入锅中，加入适量水，大火熬煮，煮沸后转为小火慢煮至熟烂后即可食用，每周食用3～5次。

◎ 甘麦大枣汤

养心止汗，适用于汗多烦躁、夜眠不安的女性。

小麦18g，炙甘草12g，大枣9个。将小麦、炙甘草、大枣洗净后，放入锅中，加入适量清水大火煮沸，转小火煎煮至小麦黏稠，取2次煎液，混匀后饮用。早、晚各服用1次，连续服用15天效果更好。

◎ 益智仁糯米粥

补肾温阳，适用于汗后怕冷、手足畏寒、小便量多、夜尿频繁的女性。

益智仁5g，糯米50g，食盐少许。将糯米洗净后，放入锅中，加入适量清水熬煮成粥，待粥煮好后，将益智仁研磨成粉末，加入益智仁粉、食盐稍微煮片刻即可。

来医生点评6

更年期饮食应注意什么

1. **蛋白质要适量** 应选用优质蛋白质，如牛奶、鸡蛋、瘦肉、鱼类、家禽类及豆制品。

2. **低脂饮食** 限制动物脂肪摄入，如猪油、奶油、牛油等，少吃胆固醇含量高的食物，如蛋黄、脑髓、动物内脏等，防止血液中胆固醇浓度升高导致动脉硬化。最好食用植物油，如玉米油、豆油、花生油、橄榄油等。

3. **低盐饮食** 限制食盐的摄入量，每日食盐量少于6g。吃盐过多，会增加心脏负担，血液黏稠度增高，从而使血压升高。

4. 多吃新鲜蔬菜和水果　尤其是含胡萝卜素、无机盐和纤维素多的蔬菜、水果，如小白菜、芹菜、大枣、山楂等。

5. 选用含钙丰富的食物　牛奶和豆制品是良好的钙质来源。含钙量高的食物还有虾皮、海带、紫菜、酥鱼、牡蛎、海藻、芝麻酱等，可预防骨质疏松症。

6. 保持大便通畅　便秘者可多食一些含纤维素较高的食物，如豆类、芹菜、马铃薯、红薯等。

7. 忌食刺激性强的食物　包括酒、浓茶、咖啡、辣椒、芥末等，因更年期女性情绪不稳定，进食这些食物易影响情绪。

来医生点评 7

按摩穴位可缓解更年期症状

❖ **肝俞：**位于背部，当第9胸椎棘突下，后正中线旁开1.5寸，采取坐位或俯卧位姿势取穴，可以让家人每天按摩此穴2分钟，能够缓解更年期潮热、盗汗的症状。

❖ **肾俞：**位于腰部，当第2腰椎棘突下，后正中线旁开1.5寸，可以治疗更年期月经不调。取穴时，通常采用俯卧姿势，与肚脐相对处即是第2腰椎。经常按摩肾俞穴可以缓解腰痛。

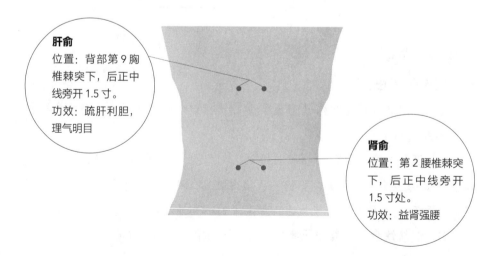

肝俞
位置：背部第9胸椎棘突下，后正中线旁开1.5寸。
功效：疏肝利胆，理气明目

肾俞
位置：第2腰椎棘突下，后正中线旁开1.5寸处。
功效：益肾强腰

❖ **三阴交**：在小腿内侧，内踝尖上 3 寸，胫骨内侧缘后际。这个穴位可以调补肝、脾、肾经，具有健脾、养血益气、滋补肝肾的功效，可以减轻出汗、烦躁、夜眠不安的症状。可睡前按摩此穴 100 次。

三阴交
位置：内踝尖直上 4 横指，胫骨后缘靠近骨边凹陷处。
功效：调理肝、脾、肾，健脾养血

❖ **神门**：位于腕部，腕掌侧远端横纹尺侧端，尺侧腕屈肌腱的桡侧凹陷处，常用于治疗心烦、惊悸、怔忡、健忘、失眠等症状。

神门
位置：腕掌侧远端横纹尺侧端，尺侧腕屈肌腱的桡侧凹陷处。
功效：益气，养心安神

❖ **太冲**：位于足背侧，第 1、2 跖骨连接部位的前方凹陷处。取太冲穴时，可采取正坐或仰卧的姿势，以手指沿踇、次趾夹缝向上移压，压至能感觉到动脉跳动，即是本穴。太冲穴能缓解更年期综合征头痛、眩晕、烦躁易怒、月经不调、胁痛、腹胀等症状。

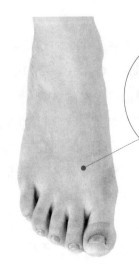

太冲
位置：位于足背侧，第 1、2 跖骨连接部位的前方凹陷处。
功效：疏肝泻火

肾炎发热水肿尿潜血，温病名方一周消诸症

　　2019年7月，病房收治了一位头面部高度浮肿的56岁男性患者张国华（化名）。6月份的北京天气渐热，某日，张国华忙碌完一天的工作后，和家人吃晚饭时喝了点儿啤酒，随后觉得烦热异常，胸背头面部汗多如洗，便冲了个凉水澡躺在沙发上看电视，看着看着就睡着了。夜间11点张国华开始发热，体温最高达到38.6℃，恶寒，头面部浮肿，轻微瘙痒，第2天体温降至37.3℃，体质壮实的张国华以为饮食过敏，没当回事儿，打开抽屉吃了开瑞坦。1周后症状未缓解，张国华才意识到问题没有那么简单，遂前往门诊检查。

　　血常规：WBC 11.9×10⁹/L，中性粒细胞0.795。

　　尿常规：红细胞计数（RBC）（++），尿蛋白（PRO）（+++）。

　　门诊采用中药、西药抗感染治疗，效果不佳。

　　张国华觉得尿异常不是好事，心想是不是自己10多年的高血压造成肾脏出问题了，于是赶紧办了住院手续。张国华入院时可见发热，体温37.2℃，颜面部浮肿、色红、咳嗽、咳痰、咽痛，主管医生查体可闻及双肺呼吸音粗。

　　尿常规：RBC（++++），PRO（+++）。

　　生化：血清肌酐（Cr）102mmol/L。

　　诊断：肺部感染，急性肾小球肾炎，高血压2级，过敏性皮肤病。

　　治疗方案：控制血压、抗感染、激素药物外涂。

　　1周后症状缓解不明显，血压170/100mmHg，头面部还是肿胀、瘙痒，张国华开始变得焦虑烦躁，觉得自己得了重病，所以治疗不见好转。主管医生请来医生查房，加用中药治疗。来医生来到张国华病床前，看到他露着后背，躺在病床上，详细地了解了病史，问了现在的症状。张国华说道："我现在每天上午发热，体温也不高，37.3～37.5℃，下午就好点儿，发热

虽然不高，但是头面肿得厉害，眼睛都睁不开。头皮白天和夜里都痒，我不怕疼，就是怕痒，夜里痒得睡不着觉。嗓子略微有点儿不舒服，早上起来咳嗽几下，没有痰。不想吃饭，别的没有什么症状。我这不是什么大病吧？我听说尿毒症患者才会身上痒，我不会得尿毒症了吧，不会需要透析换肾吧？"听到这些，来医生安慰张国华："首先，目前这个病还没有那么重，不需要透析换肾，可以加用中药进行治疗。"查看患者舌淡红，苔薄黄腻，脉浮数，来医生说："你的这种情况属于风热夹湿，用中药治疗会快一点儿。"来医生开具处方如下。

冬桑叶 10g	杭菊花 10g	苦桔梗 10g	苦杏仁 10g
鲜芦根 30g	南薄荷 5g（后下）	紫苏叶 10g	生姜 6g
净连翘 10g	云茯苓 10g	白茅根 30g	滑石 20g
淡竹叶 10g	焦麦芽 10g		

7剂，水开后煮5分钟出锅，水煎500mL，白天口服3次，饭后服用

第2天，来医生查看张国华，张国华说："您的药方真不错，我今天早上不发热了，痒得不那么厉害了。就是您的药服用方法和别人的不同，次数有点儿多，能否少一些次数。"来医生笑道："这个药有点儿不好喝，虽然次数多，但是效果好呀，如果每天喝2次，效果就没有这么好。"说完，来医生就赶忙查看别的患者，又开始了一天的门诊—病房无缝衔接。

5天后，来医生再去查看张国华，张国华像变了一个人似的，整个人容光焕发。看到来医生，张国华说道："我吃您的药后第3天头面瘙痒、水肿开始减轻，现在发热、咳嗽、颜面肿痒都消失了，血压也平稳了。整个病房的人都说我像换了一个人一样，主管医生告诉我化验结果都正常了，我想出院了。没想到，中药治疗还是挺快的。"听到这里，来医生笑道："其实你这个就是外感引起的，导致肺水液代谢功能异常，出现水液停聚，造成这些症状，用点儿中药把热清了，把湿利了，病也就好了，注意别再着凉。"随后，来医生告诉主管医生，张国华可以出院了。

来医生点评 1

感冒会引起肾炎吗

很多人认为，感冒和肾炎是风马牛不相及的两个病，二者怎么也不会有联系。其实不然，病毒、细菌（尤其是链球菌）导致的感冒，会导致体内免疫系统出现紊乱，免疫细胞在杀伤细菌的过程中，会形成免疫复合物，随血流到达肾脏，然后沉积到肾脏，造成急性肾小球肾炎，出现血尿、蛋白尿、水肿和高血压等症状。

来医生点评 2

感冒后怎么判定有无急性肾小球肾炎

一般在咽痛或上呼吸道感染后的 1～2 周出现以下症状，认为可能是继发急性肾小球肾炎。

感冒继发急性肾小球肾炎的患者往往会出现浮肿，一般出现在面部，尤其是眼睑处，继而出现下肢和阴囊水肿，部分患者还会伴随血压升高的症状，也有患者出现发热的症状，体温一般在 38℃，尿少，颜色深而浊，继而出现血尿，但持续时间较短，数日后大多转为镜下血尿。如果出现这些症状，可以查尿常规，考虑可能为急性肾小球肾炎，应及时到医院就诊。

来医生点评 3

对于急性肾小球肾炎，要警惕哪些情况

1. **继发细菌感染** 急性肾小球肾炎与细菌感染有关，患者患病后免疫功能下降，容易发生感染，尤其是尿路感染和肺部感染。一旦原来感染加重，或者继发感染，应及时就诊，以免使原有的疾病病情加重。

2. **急性肾衰竭** 从本例患者的化验结果可以看到，患者出现了肾损害。临床中，极少数患者的尿量会急剧减少或者无尿，出现急性肾衰竭，如果没有得到及时有效的治疗，会导致不可逆的肾损害，出现尿毒症，危害较大。经及时有效的治疗后，少尿或者无尿的症状会持续 3～7 天，随后尿量逐渐增加，恢复至正常水平，肾功能逐渐恢复正常。

3. **心力衰竭** 少数急性肾小球肾炎患者因为尿液代谢异常，体液在体

内潴留，超出心脏的承受能力，导致心力衰竭，出现咳嗽、咳粉红色泡沫痰、胸闷、气急等症状，病情迅速恶化，危及生命，使用一些利尿药能够起到一定的缓解作用。

4. 高血压危象 少数急性肾炎患者可见血压急剧增高，出现剧烈头痛、神志异常、视物模糊、频繁恶心呕吐等症状，考虑高血压危象，如果治疗不及时，还会出现脑出血，导致昏迷、失语、偏瘫甚至脑疝等严重情况。

急性肾炎并发症是比较重的，出现以上问题，应立刻到医院就诊。

来医生点评4

怎么预防急性肾炎

1. 避免感冒 注意防寒保暖，感冒高发时期少去公共场所，预防交叉感染；一旦患上呼吸道感染，要及时治疗。

2. 及时就诊 如果感冒1~2周依然没有痊愈，并出现水肿、腰痛、尿少等症状，千万要小心，不要自行诊断，要及时就医。切忌胡乱吃药，以免加重肾脏负担。

3. 防止过度劳累 平日应多注意休息，避免过于劳累。

4. 饮食 要清淡、低盐，当肾功能出现问题时，要限制蛋白质摄入量，尤其是植物性蛋白质。

肾炎发热水肿尿潜血，温病名方一周消诸症

夜间发热自汗心慌慌，针药结合疑难病解除

　　2019 年 5 月，这个月份是一年中北京天气比较好的时候，树叶绿了，不冷不热，大家该工作的工作，该游玩的游玩。但是，这时的李文（化名）却怎么也高兴不起来。25 日下午，李文找到来医生说道："来医生，我的胃痛很奇怪。以前都是白天痛，现在夜里 11 点时胃隐隐疼痛，还有点儿出汗、发热，测体温 37.5℃，心脏也觉得不舒服，过了午夜 12 点，这些症状就好了，都 1 个月了，您说这怪不怪。"听到这里，来医生心里也觉得奇怪，以前没有遇到过这样的疾病表现，难道是心绞痛发作引起胃痛等症状？带着这些疑问，来医生查阅了李文的病历，一看，李文得的病还真多：腔隙性脑梗死病史 10 余年，脑白质病变，隐匿性肾小球肾炎 5 年，骨质疏松症、高脂血症病史 2 年，虹膜炎手术及左眼人工晶体植入术，胸椎骨折行骨水泥内固定术。来医生边看病历边说道："您夜里痛的时候，做过心电图、化验过血吗？是否有心脏的问题？"李文听到这里说："差点儿忘了，我这个月净折腾去急诊了，查了 10 多个心电图，抽了好多血，医院都说没事儿，后来白天还做了很多检查，都说我没病，但我是真难受呀，您再帮我看看吧。"说完李文从包里拿出了一摞检查化验单。来医生接过来一看，结果如下。

　　甲状腺超声：右侧最大约 3mm×2mm，左侧最大约 7mm×4mm。

　　腹部超声：胆囊结石 5mm×5mm，右肾可见 9mm×10mm 囊肿。

　　胃肠镜：慢性萎缩性胃炎，结肠多发息肉。

　　心电图：未见异常。心肌酶谱：未见异常。血常规：未见异常。

　　看完后，来医生说道："你这些检查化验足够多，除了胃肠镜能够解释你的胃痛，别的检查都解释不了你的症状，但是胃肠镜又解释不了发热。"李文紧张地说道："别的大夫也是这么说的，这到底是什么病，我这胃病都十几年了，这个月就是疼得莫名其妙。"来医生说道："要不你住院看看，

今天晚上我刚好二线班，我也好看看你发作时的症状。"李文答应并办理了住院手续。主管医生接诊后，初步诊断如下。

中医诊断：胃脘痛，痰湿瘀滞证。

西医诊断：①慢性萎缩性胃炎；②结肠息肉；③腔隙性脑梗死；④脑白质病变；⑤隐匿型肾小球肾炎；⑥骨质疏松症；⑦陈旧性胸椎骨折；⑧人工晶体植入状态；⑨胆囊结石；⑩肾囊肿。

根据西医诊断，予改善循环、补钙、制酸、保护胃黏膜、调节血脂等方案治疗。来医生出完门诊后回到病房，交代主管医生："李文的病情比较特殊，如果李文晚上胃痛、发热，及时通知我，我要看患者发作时的症状。"说完后便回到二线值班室了。

夜里 11：20，主管医生通知来医生："李文胃痛、怕冷、出汗、心慌，测体温 37.8℃，心电图无变化，已经查血常规、心肌酶、淀粉酶了，化验结果还没有出来，服用泮托拉唑钠无效。"听到这里，来医生一边心里想着"这个病来的时间还真准时"，一边走到李文床前查看病情。只见李文缩在被子里，脸色苍白，手捂着肚子，说胃痛得厉害。来医生问道："你这一个月胃痛都跟现在一样吗，还有什么别的症状？"李文断断续续地说："我原来是胃痛带着两肋和后背痛，吃完饭后胃胀得厉害，乏力，有时胸闷气短、头晕，吃点儿泮托拉唑钠胃痛就好点儿。这一段时间夜里 11 点胃痛，喝点儿温水能稍微好点儿，发热体温一般在 37～37.5 ℃，有点儿怕冷、心慌、憋气，也不反酸，没有胃灼热（烧心），等到凌晨 1 点左右，这一阵儿就过去了。"听完这些，来医生查看李文舌脉，舌暗红、苔微白腻，脉弦涩，简单查体：双肺呼吸音粗，右下肺可闻及湿啰音，心腹（一）。考虑为脾胃虚寒，营卫不和。来医生让主管医生把针灸针拿来，采用针灸治疗，足三里强刺激补法，三阴交泻法，5 分钟后症状缓解。李文慢慢地坐起来说道："我的胃不那么痛了，你们也赶紧休息吧。"来医生和主管医生嘱咐到："如果有什么不舒服，随时通知我们。"第 2 天早上查房，李文说针灸治疗后，胃痛没有再发作。来医生开了中药颗粒处方，嘱咐李文晚上的那次药要在晚间 9 点前服用。方药如下。

| 桂枝 10g | 炒白芍 10g | 炙甘草 10g | 生姜 15g |

大枣 15g

3 剂，水煎服，晚间 9 点前服用

26 日早晨，来医生查看李文病情，李文告诉来医生："拿到药物后中午口服了 1 次药物，味道不错，像姜糖水，胃里觉得暖暖的。晚上吃完饭，大概 8 点的时候把药吃了，9 点的时候微微出了点儿汗，夜里胃痛、出汗、心慌、发热的症状都没有出现，终于睡了个好觉。"来医生听到这里说道："我的心里也踏实了，把剩下的药喝完，我再给你调整中药。"李文用完 3 天的药后，来医生又给她稍微调了一下中药，观察 7 天，没有反复，李文高兴地出院了。

来医生点评 1

夜间"胃痛"知多少

这里所说的"胃痛"，并不一定是由胃病引起的疼痛，因为疼痛的部位在上腹部，大多数患者会认为病在胃部，当作胃痛来对待。其实，上腹部的疼痛可以由很多原因造成，其中不乏严重的疾病，如癌症或心脏相关疾病。下面我们来看看常见的夜间"胃痛"原因。

1. 十二指肠或胃幽门部溃疡 十二指肠溃疡或胃幽门部溃疡的疼痛与食物的消化有关，多发于餐后 3 ~ 4 小时，有时可在半夜发生。主要症状通常是在中上腹部发生反复性的剧痛。当十二指肠后壁溃疡时，感觉疼痛来自后背。疼痛也可以在睡前和午夜出现，被称为"夜间痛"，应及时行内镜检查。

2. 胃食管反流 是一种胃和十二指肠内容物反流入食管所产生的上腹、胸骨后疼痛，可伴有反酸、胃灼热（烧心）等症状。晚上进食过饱，或平卧后出现胃酸反流，刺激食管，导致剧烈的疼痛，很多情况下会被认为是心脏病发作，其实不然。我们可以依据临床伴发症状如腹胀、嗳气、反酸、胃灼热（烧心）等，服用制酸药后症状缓解，或通过食管 24 小时 pH- 阻抗监测进行鉴别诊断。

3. 慢性胰腺炎 急性胰腺炎常有明确的病因和较为严重的腹痛症状，伴有淀粉酶的升高，一般不难鉴别。慢性胰腺炎是因酗酒、胆道疾病、胰腺外伤或手术、急性胰腺炎后胰管狭窄，胰液分泌不畅，出现急剧腹痛、恶心、呕吐、高度上腹腹胀，伴有血淀粉酶、尿淀粉酶、血糖异常为主的临床疾病。

4. 胆囊炎、胆石症 多见于女性，多因进食高脂肪食物或受凉而诱发，临床表现为持续性右上腹剧痛，间歇性加重，向右肩及右背部放射，伴有寒战、发热、恶心、呕吐等，部分患者出现皮肤黏膜黄染，有 1/3 的患者可在右肋缘下触及肿大的胆囊。查血常规可见白细胞及中性粒细胞增高，B 超及 CT 检查发现肿大和充满积液的胆囊及结石征象即可明确诊断。

5. 急性阑尾炎 可见于任何年龄，以 20～50 岁多见，临床表现为脐周或中上腹部隐痛，逐渐加重，并转移至右下腹，呈持续性或阵发性加剧或突然导致全腹剧痛，伴有恶心呕吐、腹泻或便秘，严重者可出现发热。查血常规可见血白细胞和中性粒细胞增高。

6. 卵巢破裂 多发生于 14～30 岁女性，多因挤压、性交、穿刺等因素诱发，表现为突然一侧下腹部剧烈疼痛，并波及全腹，伴有恶心呕吐、烦躁不安，重症者可出现休克。腹部检查：下腹部有压痛、反跳痛及肌紧张，少部分患者可无腹肌紧张，但一侧附件压痛明显。

7. 心肌梗死 少数急性心肌梗死患者仅表现为上腹部疼痛，伴恶心、呕吐，甚至可有腹肌紧张、上腹压痛等。对于老年患者，尤其有高血压、动脉粥样硬化或有心绞痛发作史者应高度重视，发作时及时就医，并行心电图、超声心动图、血清酶学检查，防止遗漏病情。

8. 胃癌 多见于 40 岁以上的男性，其病因及发病机制尚不十分清楚。其临床表现为早期上腹部隐痛或不适，晚期出现剧痛，疼痛无规律性及节律性，伴乏力、食欲减退、腹胀、消瘦、发热、贫血等。查体可见上腹部压痛，1/3 患者可触及质硬、不规则、有触痛的包块，依据胃镜检查及活组织检查，可明确诊断。出现消化道不适症状时，应及时行内镜检查。

夜间发热自汗心慌慌，针药结合疑难病解除

腹痛涉及的器官较多，夜间上腹痛的病情较为复杂，应及时就医，防止恶性或急危疾病的漏诊，危及患者生命安全。

来医生点评2

夜间胃痛出现哪些症状应及时就医

许多夜间胃痛患者会自己吃药，不愿立即就医，这是不对的；尤其出现下列问题时，应该马上就医，由医生进行评估。

①腹痛症状持续1周或以上，影响日常生活，特别是睡眠时疼痛；②严重或持续的疼痛，使用非处方药不能缓解者；③伴有发热；④伴有呼吸困难；⑤不明原因的体重减轻；⑥腹部触痛；⑦全身皮肤、巩膜发黄；⑧持续恶心或呕吐，出现吐血、便血；⑨妊娠期疼痛；⑩排气、排便停止；⑪腹部肌肉紧张呈板状；⑫血压、心率下降。

来医生点评3

胃痛能吃镇痛药吗

大多数人认为，胃痛和头痛、痛经、关节痛是一回事，疼痛时可以吃片儿镇痛药，其实这种做法是极其错误的，为什么呢？

正常情况下，胃壁内部有完整的胃黏膜，胃酸不会直接作用于胃壁，胃就不会痛。当胃黏膜完整性受到破坏，胃酸就会直接作用于胃组织，引起疼痛。而目前常用的镇痛药如芬必得、阿司匹林等会破坏胃黏膜的完整性，从而使胃壁直接暴露于胃酸并受到腐蚀，这会进一步加重胃痛，出现胃出血、胃穿孔、胃溃疡等严重并发症。对于长期胃痛患者，应该查明疼痛原因，而不是服用镇痛药，这会掩盖病情，甚至导致胃癌的漏诊。

目前治疗胃痛，主要以保护胃黏膜、抑制胃酸来达到止痛效果。常用的药物有如下几种。①胃黏膜保护剂：铝碳酸镁、硫糖铝、铝镁加混悬液、胶体果胶铋、瑞巴派特、替普瑞酮等，其作用机理是在胃黏膜表面覆盖一层保护衣，阻断胃酸与胃黏膜的接触，从而达到止痛效果。②制酸药：常用的药物为法莫替丁、雷尼替丁、奥美拉唑、泮托拉唑、雷贝拉唑、艾司奥美拉唑等，直接减少胃酸的分泌，达到止痛效果。

按摩穴位治胃痛的小妙招

中脘：位于人体上腹部，脐中上 4 寸，前正中线上，胸骨下端和肚脐连线中点即为此穴。用拇指按压本穴位 10 秒钟松开，再按压，如此反复，3~5 分钟就可缓解胃痛。双掌重叠或单掌按压在本穴位上，顺时针或逆时针方向缓慢行圆周推动，注意手与腹部皮肤之间不要出现摩擦，即手掌始终紧贴着皮肤，带着皮下的脂肪、肌肉等组织做小范围的环旋运动，以腹腔内产生热感为佳。

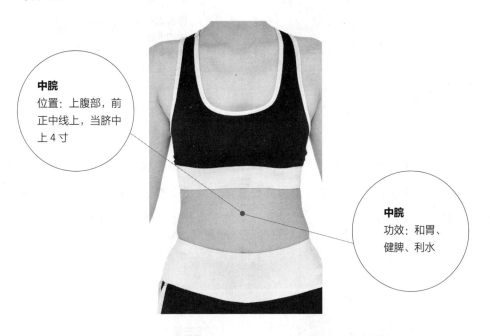

中脘
位置：上腹部，前正中线上，当脐中上 4 寸

中脘
功效：和胃、健脾、利水

内关：位于前臂前区，腕横纹上 2 寸，在桡侧腕屈肌腱与掌长肌腱之间。用拇指揉按内关穴，定位转圈，每次 30 圈，两手交替进行。

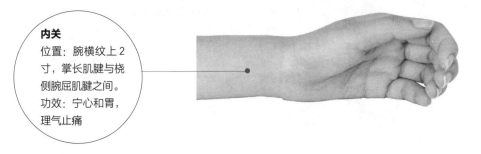

内关
位置：腕横纹上 2 寸，掌长肌腱与桡侧腕屈肌腱之间。
功效：宁心和胃，理气止痛

夜间发热自汗心慌慌，针药结合疑难病解除

梁丘：在髌底上2寸，髂前上棘与髌底外侧端的连线上。简便取穴：端坐，下肢用力蹬直，髌骨外上缘上方凹陷处中心即是。用拇指指腹按揉梁丘穴，每次1～3分钟，每天坚持按摩，可以调节脾胃运化功能，摆脱胃痛、胃痉挛的困扰。

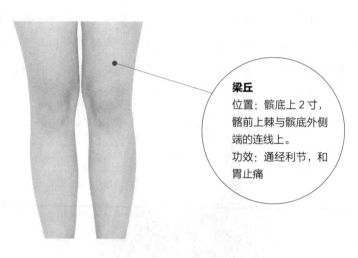

梁丘

位置：髌底上2寸，髂前上棘与髌底外侧端的连线上。

功效：通经利节，和胃止痛

足三里：在外膝眼直下3寸，即小腿胫骨前缘外侧、膝关节下4横指宽处，可以调理脾胃、补中益气、通经活络，对于胃部、腹部不舒服或者体质虚弱等，经常按摩足三里可以起到一定的改善作用。用拇指指端点按本穴，至疼痛缓解为止。

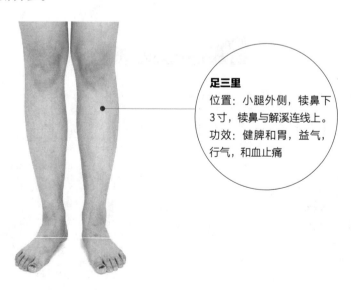

足三里

位置：小腿外侧，犊鼻下3寸，犊鼻与解溪连线上。

功效：健脾和胃，益气，行气，和血止痛

胃窦肿瘤发热兼呕吐，中药重剂止吐能退热

2018年8月，一个炎热的下午，68岁的张荣（化名）裹着毛毯被家属推进病房，家属告诉主管医生小张："我妈肚子痛有半年时间了，去医院查了胃镜说是胃癌，不能做手术了，吃了卡培他滨治疗，一直都还平稳，能吃点儿流食。这个月上腹疼痛比原来厉害了，还时不时恶心、呕吐，吐的都是吃进去的东西，低热，体温37.4～38.0℃，不能进食，瘦得厉害，想看看这些症状能不能治疗，给我妈减轻点儿痛苦。"小张看着瘦弱的张荣，心里想，估计是肿瘤导致的这些症状，于是便让护士安排床位，然后对张荣家属说道："原来的化验检查有吗？"家属安顿好张荣，拿出了报告。

血常规：WBC 12.3×10⁹/L，中性粒细胞0.796。

生化：血清肌酐（Cr）132mmol/L，略有增高；血清白蛋白（ALB）29g/L，谷丙转氨酶（ALT）68U/L，谷草转氨酶（AST）88U/L，血清总胆红素（TBIL）36.8mmol/L。

腹部CT：胃壁增厚。

考虑胃癌，肝脏多发转移灶，腹腔积液。

小张一看报告，心里就确定了疾病的诊断，详细地询问病史和查体后，考虑诊断为胃恶性肿瘤，肝转移癌，低蛋白血症，腹腔积液，高血压2级，建议张荣再做1次胃镜，看是否肿瘤堵塞了幽门才造成这些症状。家属同意后，小张尽快安排了内镜检查。小张拿到报告后，告诉家属："内镜显示肿物位于胃和十二指肠连接部。肿瘤生长很快，胃窦环周性隆起，伴有多发性不规则溃疡，累及十二指肠。内镜勉强通过幽门，食物进入后，胃壁僵硬，蠕动减慢，再加上幽门不通畅，导致腹痛、呕吐。可以考虑放支架，减轻梗阻症状，否则西医没有更好的办法减轻症状，可以吃一点儿中药试试看能否减轻症状。"患者家属听到这些，和兄弟姐妹商量后决

定，肿瘤已经多发转移，支架暂时不做，中药暂时不吃，以内科保守治疗为主。

张荣住院第 10 天，来医生查房时看见张荣歪着脑袋有气无力地蜷缩在床上，精神状况比较差。来医生问："这一段时间怎么样了？"张荣女儿说："还是不能进食，稍进食后便恶心、呕吐，呕吐次数比原来多了点儿，平均每天呕吐胃内容物 10 余次，听大夫说用了最强的止吐药了，也不管用。发热也比原来高了，38.4℃，上腹部隐痛。"来医生见状问张荣："如果您能喝得下水的话，要不您再试试中药，也许能减轻您不舒服的症状。"张荣想了想说："那就试试吧。"来医生说："这个药您每天能喝多少就喝多少，就像喝茶水一样，每天只要不超过 300mL 就行。"张荣女儿苦笑着说道："来大夫，您放心吧，她现在每天喝水都喝不到 100mL，还得吐，量不会超的，只要这个中药能让她不吐就行。"来医生又问了一下症状，查看舌脉，舌暗红，苔薄黄腻，脉浮数，便开具处方如下。

北柴胡 40g	黄芩 15g	连翘 40g	炙甘草 10g
姜半夏 15g			
		3 剂，加水 300mL 急煎，少量频服	

第 2 天早上，来医生再次来到张荣病床前查房，家属高兴地说道："来大夫，您这药还行。昨天中午熬的药，到今天早上 8 点，我妈喝了大约有 150mL 的药，昨天没有发热，呕吐也没有那么厉害了，能稍微喝点儿水了。今天还这么喝吗？"来医生听到这里，心里稍觉安慰，嘱咐家属尽量不要让患者喝水，就拿这个药当水喝，但还是不超过 300mL。

3 剂药喝完后，主管医生告诉来医生："张荣吃完药以后，发热、恶心、呕吐的症状没有发作，还知道饿了，今天早上还喝了一点儿稀的小米粥。"来医生查看张荣病情，看到张荣精神比原来好了很多，能坐在床头了，声音也比原来有力量了。来医生根据张荣的症状调整中药，处方如下。

连翘 40g	姜半夏 15g	鸡内金 15g	麦冬 30g
人参 30g	北沙参 30g	炙甘草 6g	

7 剂，水煎 300mL，少量频服

经过 10 天的治疗，患者症状减轻，能进食少量流食，随后出院，继续服用中药。中药治疗 3 周，患者未出现恶心、呕吐、发热症状。

来医生点评 1

胃癌早期症状有哪些

胃癌早期常无临床症状，多为内镜检查时发现。早期胃癌若出现症状，首先可以是上腹部不适、疼痛、反酸、胃灼热等消化道症状，其次是食欲减退或消瘦、乏力。贲门部的早期癌变可以出现咽下不畅或渐进性加重的咽下困难。到了胃癌中晚期，临床症状加重，如出现恶心、呕吐、呕血、黑便等，可同时伴有腹部肿块和腹水等体征。

常规的 B 超、血液化验检查，甚至 CT、正电子成像术（PET），都难以发现早期胃癌，如有不适，应及早进行消化内镜检查。

来医生点评 2

胃癌的高危因素有哪些

流行病学调查发现，40 岁以后胃癌发生率明显增高，胃癌的高危人群包括以下几类：①有胃癌癌前病变的人群，如慢性萎缩性胃炎、胃黏膜肠化生及不典型增生、胃溃疡、因各种原因切除了部分胃的残胃等疾病患者；②感染幽门螺杆菌的人群，有研究显示，幽门螺杆菌感染可以使胃癌的发生风险增加 2 倍，但并非所有幽门螺杆菌感染都会发展为胃癌，感染人群应该积极根除；③有胃癌家族史或者肿瘤家族史的人，患病概率随着年龄增长而增长；④不良饮食习惯者，高盐饮食及腌、熏、煎、烤的食物可直接损伤胃黏膜，而且含有大量硝酸盐等致癌物，这些都会使胃癌的发生概率增加。

胃窦肿瘤发热兼呕吐，中药重剂止吐能退热

来医生点评3

怎样进行胃癌筛查

目前，大部分人已有健康体检的意识，但是健康体检的抽血化验真的能做到发现早期胃癌吗？答案是否定的。胃癌早期病变局限于黏膜层，最有效的筛查手段是电子胃镜。通过电子胃镜探头，医生能够将整个胃黏膜表面看得一清二楚，这是B超、CT、磁共振成像（MRI）等其他检查技术无法实现的。目前，社会上体检流行的胃癌肿瘤标志物如癌胚抗原（CEA）、糖类抗原19-9（CA19-9）等，不能代替胃镜检查进行胃癌的早期筛查。

来医生点评4

胃癌治疗如何合理运用中医药

对于胃癌早期患者，手术是被广泛认可的治疗方式，术后可以应用中医疗法来帮助患者恢复身体健康。

胃癌中期患者，多需要手术结合放射治疗（简称"放疗"）、化学药物治疗（简称"化疗"），但是放疗、化疗引起的反应可导致部分患者不能坚持而中断治疗。此时可以运用中医疗法减轻患者因放疗、化疗引起的不良反应，改善体质状况。部分中医手段的应用甚至可以防止肿瘤的复发、转移，实现个体化、多学科综合诊疗方式。

胃癌中、晚期体质偏差不能手术者或术后复发伴有转移者，则以中医药综合治疗为主，将中医外治、药物治疗、心理疏导、饮食调养等方法有机结合，坚持整体治疗，可以提高人体免疫功能，改善生活质量，实现带癌生存。

肺癌自热裸身足履地，白虎重剂退热可化疗

　　2015 年 7 月，林文军（化名）怎么也想不到自己会与肿瘤沾上边儿，这个 7 月可以称得上是黑色 7 月。7 月 3 日的北京非常炎热，林文军觉得胸闷，有点儿咳嗽，也没有太在意，以为是感冒，就自己买了止咳糖浆服用。忙碌了几天单位的跨国业务后，咳嗽越来越厉害，林文军看着北京炎热的夏天，觉得烦死了，心想就这么一点儿咳嗽，吃了几天药也不见好，赶紧去医院看看吧。林文军到医院做了一个胸部 X 线片检查，医生告诉他情况不太好，让他做一个胸部增强 CT，林文军心想："我就是一个感冒还需要做增强 CT？来都来了，就做吧。"虽然心里一百个不情愿，但最终还是做了增强 CT。林文军做完检查就把这个事情抛到九霄云外了，第 2 天他的爱人来取片子的时候，医生告知她林文军情况不好，考虑是中央型肺癌，建议去肿瘤科进一步检查及治疗。林文军的爱人听到这个消息后，觉得天旋地转。晚上回到家里，林文军看到满面愁容的妻子，问了结果后，全身起了鸡皮疙瘩，一下子全身冰冷，脑子里反复闪过"肺癌"这个结果。

　　此后，林文军去的较多的地方就是医院，经历过肺部切除术，经历过长春瑞滨、顺铂／卡铂、紫杉醇、吉西他滨等化疗药物，肿瘤却像长了眼睛一样，一次次躲过了药物治疗。2016 年年初，医院确诊肿瘤发生了脑转移，使用了伽马刀治疗后，联合卡培他滨化疗。2016 年 3 月，林文军化疗后每天下午觉得浑身燥热，必须得把身上的衣服全都脱掉、手握着凉的东西、脚踩凉水才可以缓解，异常难受，想要中断治疗。林文军的爱人看在眼里，急在心里，经过多次劝说，林文军同意转入中医院进行中医治疗。来医生接诊时，看到林文军穿了一身夏天才会穿的薄睡衣和睡裤坐在轮椅上，问道："你是全身都觉得热吗？我们穿着薄羽绒服都不觉得暖和。"林文军说道："我现在就差把皮扒掉了，浑身都觉得热，化疗都坚持不下去了。"了

解了疾病的过程，查体、查阅病历资料后，来医生问道："你现在发热的时候还有什么症状，体温多少度，用过什么中药治疗？"林文军回答道："我每天都觉得热，下午4点时自觉头面部、四肢及胸部发热突然加重，不能忍受，测体温38.3℃，需要裸身才能缓解，全身出汗，手足明显，食欲差，口苦喜呕，睡眠不好，不恶寒，鼻塞流涕，伴有大便干。每次热起来的时候，都觉得身上放点儿冰块才舒服，这两天在家里我都是把脚放在冰水里。在肿瘤医院用了一些抗生素没有效果，也找了一些中医专家，用了一些药物，症状没有减轻，效果不好。"林文军爱人拿出一些处方，来医生一看，用的多是益气活血解毒的方法。来医生查看林文军舌脉，舌暗苔黄腻，脉滑数，于是说："我先用一点儿中药治疗试试看。"来医生结合舌脉考虑正虚不明显，邪气盛，热阻阳明、经腑同病，决定采用白虎加承气汤，方药组成如下。

酒大黄 10g	桃仁 10g	生石膏 60g	山药 15g
知母 10g	厚朴 10g	枳实 10g	瓜蒌 30g

3剂，水煎服，取药急煎服

第2天一大早，来医生查房看到林文军正在呼呼大睡，便叫醒他问道："昨天用完药以后，你觉得怎么样？"林文军说道："昨天下午吃完药，不知道为什么，就是觉得困，特别想睡觉，昨天晚上说着话就睡着了，医生看了看说没什么事，让今天再观察一下。"听到这里，来医生觉得心里一紧，心想："不会是肿瘤脑转移导致的吧？"赶紧对林文军做了神经系统查体，与入院时相比没有变化。来医生正在疑惑的时候，林文军说道："昨天下午还是觉得热，但是好像好一点儿。昨晚睡完觉，觉得很舒服，但是现在还是困。"来医生对林文军说道："再观察看看，如果有什么不舒服及时通知我们，咱们今天做头部CT或MRI检查。"

服药第3天，下午4点来医生查房时，林文军说："吃药这几天，就是特别能睡，但是一叫就醒。服药第1天的下午还有点儿发热，第2天测体温就是 37.3℃，刚刚测体温正常，出汗的情况也比原来好多了，今天早上不那么困了，这两天真是把缺的觉都补回来了。这几天大便每天都通畅，吃饭、睡觉都挺好，现在我都想吃火锅了。"听到这些，来医生笑道："那就行，比原来见好就行了。我再给你调一下药。"来医生继续以此法为基本法则，调方 5 剂，服用后林文军之前浑身燥热的症状消失，能够坚持化疗。

来医生点评 1

肺癌有哪些表现

近年来，肺癌发病率逐年上升，占据了恶性肿瘤发病率、病死率的榜首。由于肺癌早期症状轻微，隐匿性较高，人们常常不予重视，因此往往发现时已经是晚期了。所以，我们有必要了解患肺癌时，身体可能会有的几个临床症状。

1. **咳嗽**　长时间干咳，没有痰，尤其是夜间有刺激性的呛咳，吃药也没有明显缓解，这时候要重视，尽早去医院检查肺部。

2. **胸痛、肩膀痛**　部分肺癌患者会出现胸部不规律的隐痛和钝痛，这是肺癌侵犯胸膜所导致的；另外，很多人肩膀痛，以为是肩周炎，用镇痛药简单治疗，没有及时检查，容易耽误病情。持续尖锐剧烈、不易为药物所控制的胸痛，常提示已有广泛的胸膜或胸壁侵犯。

3. **咳血**　一般情况下，咳出的痰不会带有血，如果长期咳嗽，出现痰中带血，一定要及时就医，以免延误病情。

4. **全身症状**　如发热、呼吸困难，肺癌生长和转移较快，如果没有及时控制，肿瘤生长过程中出现肿瘤坏死，会出现发热；当肿瘤压迫气管时，会出现呼吸困难。

来医生点评 2

什么样的人容易得肺癌? 应该怎么预防

肺癌主要的发病人群为 50 岁男性，吸烟是肺癌的主要原因。需要提醒大家的是，吸二手烟也会增加罹患肺癌的风险。另外，经常接触油烟也会使肺癌的发病风险增高。

预防肺癌主要做到以下 3 个方面：①烟草里含有大量有害物质，应戒烟；②在做菜的时候一定要记得开启油烟机，以保护自己的肺；③雾霾会危害我们的肺，可吸入颗粒物会增加罹患肺癌的概率。因此，建议大家出门尽量佩戴口罩，减少在雾霾天气外出。

来医生点评 3

石膏是否会伤胃，用量多少合适

对于石膏的运用，历代医家各有心得，多数人认为，此药味甘、辛，性寒，归肺、胃经，具有清热泻火、除烦止渴的功效，主治外感热病、高热烦渴、肺热喘咳、胃火亢盛、头痛、牙痛等。

参考黄煌教授的观点，石膏对以下症状有疗效。

大汗： 与黄芪、附子、桂枝治疗的出汗不同，石膏治疗的出汗其表现为汗量多，且伴有热感、烦躁不安、口渴，脉大。黄芪治疗汗出伴身体水肿、气短乏力等；桂枝治疗多汗伴心悸、腹痛、恶风等；附子治疗汗出伴肌肉痉挛、恶寒等，脉沉细。

口渴： 石膏多配知母、人参，方如白虎加人参汤。石膏所主治的口渴，其渴感不仅仅是自我感觉，而且能大量喝水，甚至渴喜冷饮；而不像白术、茯苓、泽泻所主治的口渴，为渴而不欲饮水，或虽饮不多且喜热饮。另外，舌象也不同：石膏证舌苔干燥或焦；白术、茯苓证舌苔薄白而润，舌体胖大，边有齿痕。

反酸： 部分胃热的患者如有反酸症状，可以使用石膏配知母清胃热、滋阴，能达到良好的效果。

关于石膏用量，要依据病情和患者体质来定，用量不及如杯水车薪，用量太过则克伐胃阳。依据病情，石膏一般用量为 15～250g。用大量石膏的时候，可以参考焦树德教授经验，常佐以葛根升发阳明清气，可避免石膏损伤中阳，石膏的用量大于 30g 时，用葛根 10～15g。

中医怎么看本例患者的发热

中医学认为，太阴属脾，阳明属胃，"脾主湿，胃主燥"。下午三四点钟，就是十二时辰的申时，正是阳明燥气所胜之时，自然界的燥气和人身上的燥气相适应，因此阳明抗邪功能就强大，这时候就会发热，阳明燥热与实邪相结而为大便干燥。阳明燥热逼津外泄，可见手足汗出明显，采用白虎承气汤清解阳明气分之热，佐以活血化痰。

运动扭伤腰痛活动难，针刺后溪止痛动自如

　　不管是在大学还是在工作单位，王小虎（化名）都是篮球队的绝对主力，俗称盖帽虎子。2016 年，北京西城区组织的运动会开始了，王小虎作为单位主力，一直在篮球场上奔跑着，然而在半决赛时，却一不留神儿腰部受了伤，5 天以后就要举行决赛了，王小虎心里这个着急呀。王小虎赶紧跑到医院检查，按摩、理疗、烤电……一通治疗，3 天过去了，还是不行，腰一活动就痛得厉害。王小虎突然想起来看胃病的时候看到过来医生给其他患者扎针，患者感觉挺好的，想到这里，他架着拐杖，叫上朋友开着车前往来医生门诊。到了一看，门诊人还挺多，便耐心地等待叫号，轮到自己的时候，王小虎张口就说："来医生，不知道挂您的号对不对，我就是前几天腰扭伤了，一直没有好，一活动就痛得厉害，前一段时间看胃病的时候看您给人家扎针治疗牙痛，效果挺好的，不知道这个腰痛您看得了吗？"来医生乐道："我先看看你的片子吧，看骨头有没有问题，如果没有问题，咱们再用针灸试试。"王小虎赶紧递上了前几天做检查拍的 X 线片，说道："当时骨科医生说没有问题，让我做做理疗，我做了按摩、烤电，吃了中药，还是没见好。"来医生看完检查结果，问了问具体疼痛的部位，拿出针说："我给你扎个针看看吧。"王小虎听到后，赶紧松解腰带要趴在诊疗床上暴露腰部，准备扎针。来医生看到后说："不用解腰带，你把手给我就行。"王小虎说道："来医生，我是腰痛，手没有受伤，不用扎手。"来医生说："我用针扎手来治疗腰痛。"王小虎叹了口气，充满疑惑地把手伸出来，来医生刺后溪穴一针后，让他尽量活动一下。王小虎的朋友说："他走不了路，让他活动会不会痛得更厉害？"话说着，王小虎慢慢地试着站起来，觉得还行，又活动了一下，一下就笑了，说道："来医生，您真厉害。我现在腰不那么痛了，别人看见了都得说我是装的，咱俩跟演双簧似的。刚才下车都费劲儿，现在蹲起都没事儿了。您这一针就行了，还马上见效，真是厉害。刚才

您说扎手，我还想八成是找错大夫了，得白挨一次针扎，想不到一下就不痛了。"来医生笑道："你那一叹气，我就看出来了，我得拿出点儿真本事呀，要不然你该说白扎一针了。3分钟后我给你拔针，明天再来一趟，后天就可以打比赛了。"王小虎高兴地说："只要您让我腰不痛，我后天肯定能参加比赛，争取得个冠军回来。"

来医生点评 1

什么是急性腰扭伤

部分人可能有这样的经历：搬运重物或弯腰抱孩子时，由于用力过猛或姿势不当，导致腰部剧烈疼痛；运动的时候没有提前充分热身，突然一个发力动作造成腰部剧烈疼痛；老年朋友弯腰取物、开门时转身等突然腰痛，这些都是急性腰扭伤的主要原因。急性腰扭伤俗称"闪腰"，为外力对腰部肌肉、筋膜、韧带等软组织造成损伤，出现炎症，导致剧烈疼痛，处理不当会给腰部的后期恢复带来麻烦。

来医生点评 2

急性腰扭伤的症状是什么

患者常常会自觉腰部剧烈疼痛，轻者腰背部活动受限，不能大幅度转身，重者弯腰不能直立，甚至爬行，不能平卧，转侧翻身、活动、咳嗽、打喷嚏、深呼吸都会使疼痛感增加，休息后疼痛不能缓解，也有部分患者休息后起身时症状加重。

来医生点评 3

急性腰扭伤应该怎么办

出现急性腰扭伤，首先要卧床休息，减少活动量，疼痛剧烈时可服用镇痛药物，也可以找有经验的中医进行按摩、针灸治疗。疼痛缓解后，可以进行"小燕飞"、游泳活动，以增强腰背部肌肉力量。注意，应在医生指导下进行，强行活动的话，可能会出现腰部疼痛剧烈，造成运动性二次伤害。症状迟迟得不到好转，很可能会发展为慢性病。

运动扭伤腰痛活动难，针刺后溪止痛动自如

脚扭伤关节肿胀疼痛，针刺三里止痛行自如

　　张琳（化名）是一名公司白领，穿高跟鞋不仅是工作需要也是她的最爱，她觉得一双漂亮的高跟鞋可以提升自己的气质，让自己变得更有内涵；但是 2017 年的 8 月 2 日，高跟鞋却给她带来了大麻烦。那天公司财务结算，张琳在下台阶的时候，一不小心把自己的右脚崴了一下，右脚踝部肿了个大包。当时就走不了路了，歇了好一会儿还是不行，无奈之下便让父亲接自己到医院看病。到医院骨科拍了 X 线片，医生说骨头没有受伤，只是软组织损伤相对严重，建议回家休息 2～3 周，避免脚踝活动，然后开了止痛、散瘀的药。张琳跟父亲说道："公司还有很多财务报表没有完成，却要休息这么长时间，领导肯定会把我骂个狗血淋头，非得把我这个财务主管辞了不可，我努力了这几年，白干了。但脚踝又这么痛怎么办？"说到这里，张琳的眼泪忍不住掉了下来。张琳父亲看到女儿痛得那么厉害，非常心疼，但是也没有想到什么办法，只能宽慰自己的女儿。在背着张琳往医院停车场走的时候，张琳父亲看到医院旁边还有个中医院，突然想起来应该找中医看看，说不定有办法，便跟女儿说道："要不我们去旁边的中医院看看。"张琳女儿想到自己朋友找过这个中医院的来医生，赶紧和父亲说去看一下。

　　这一天，来医生没有门诊，门诊护士让张琳到病房找来医生。张琳父亲背着张琳来到医院病房时，已经累得气喘吁吁，来医生看到后赶紧让张琳坐到医生办公室的椅子上。来医生了解完情况后，看到张琳右脚踝外侧局部红肿疼痛呈紫红色，整个脚都肿起来了，一活动就痛得厉害。来医生检查完后说道："咱们扎个针看看，需要治疗 3 天左右，尽量不要活动。"张琳很少到医院，更别提扎针了，就说道："扎针会特别疼吗，我现在已经很疼了，是需要扎脚吗？扎完会感染吗？"听到这一连串的发问，来医生笑着说："应该不会特别疼，扎胳膊就行，不需要扎脚，不会感染。"来医生让张琳伸出胳膊，针刺手三里穴后行针 5 分钟，再让张琳感觉右脚是否还那么痛。

张琳轻微地动了一下脚说道："比原来好多了，没有那么痛了，能忍得住了，真是太神奇了。"来医生嘱咐张琳回家后，第 1 天减少活动，需要连续针刺 3 天。

第 2 天，张琳已经可以在父亲的搀扶下慢慢地走到病房找来医生了。见到来医生，张琳高兴地说道："针灸真是厉害，简单那么一扎，疼痛就减轻了，今天早上起来的时候肿消了很多，我还稍微活动了一下，比原来好太多了。中医真能'脚疼医手'！"来医生笑道："看似简单的一针，我们学了多少年呀，没有那么简单。你以后也得尽量少穿高跟鞋了。"连续进行了 3 天针刺治疗后，张琳的脚踝消肿了，活动自如了。

来医生点评 1

脚踝部扭伤为何会频发

很多人有过脚踝扭伤的经历，也就是我们常说的"崴脚"。为什么崴脚会这么频发呢？男同志扭伤脚踝的大部分情况是跑步、打球、户外活动、重体力工作；女同志很多情况是穿高跟鞋下楼、下车导致崴脚；很多老年人是在外出走路时，遇到不平整路面，导致脚踝扭伤。

来医生点评 2

脚踝扭伤立即热敷、按摩，对吗

相信很多人有这样的想法，身体关节扭伤肿胀，立即用温热法，如热毛巾、红花油涂抹，甚至立即采用局部按摩的疗法，可以让瘀血散去。其实这样是不对的。人体韧带表面有丰富的血管和神经，踝关节扭伤、韧带受损的同时，血管也会破裂出血，这时就会出现踝关节肿胀和疼痛。此时，热敷、局部揉搓、反复挤压都会导致局部出血增加和肿胀疼痛加剧。过了 24 小时后，出血基本停止，再进行温热疗法或按摩才能起到活血散瘀的作用。

来医生点评 3

怎样正确处理脚踝扭伤

第 1 步是要停止踝关节活动 3 周左右，必要时可将踝关节固定。

第2步是抬高患肢，促进血液回流，减轻关节肿胀和疼痛。

第3步是要在肿胀及关节局部冰敷、冷敷。冷敷能够促进我们下肢血管收缩，减少出血，从而减轻关节肿胀。

需要提醒的是，脚踝扭伤自然愈合需要几周至几个月，而且大多数人在扭伤后，会再次受伤。所以，女性扭伤后请尽量避免再穿高跟鞋，所有患者需注意上述高发因素。

结石发热疼痛难忍受，中药利胆一周结石消

2019 年 8 月 30 日早上 7 点，李文宇（化名）走到早点摊，心想自从得了胆石症，差不多有 1 年时间没有吃韭菜肉的馅饼了，今天吃点儿应该也不会有事儿，就点了自己喜欢吃的早点——韭菜肉馅饼和豆面丸子汤。吃完早点后，李文宇走进公园溜达了 1 小时，享受美好的退休时光。回到家里后，上午 10 点左右，老李觉得有点儿恶心、上腹疼痛，没过一会儿就觉得有点儿乏力，吐了 2 次，赶快喊老伴儿说，可能吃了不干净的食物，胃肠炎要犯了，随后吃了土霉素和大蒜素就躺下休息了。中午老李没吃饭，昏昏沉沉地睡到下午 2 点，老伴儿叫醒他，让他测个体温，37.8℃。老李觉得右侧腹痛加重了，但是还能忍，又吐了 2 次早上吃的食物，排了 1 次稀便，觉得舒服点儿了，又吃了 1 次药，想看看第 2 天早上怎么样。

8 月 31 日，李文宇起床后觉得腹部疼痛还带着后背痛，有点儿恶心，没有胃口，随后腹泻了 2 次，体温 38.2℃，有点儿怕冷，小便有点儿黄，心想："坏了，不会是胆囊炎犯了吧。"于是赶紧叫上老伴儿赶到医院，门诊医生问了情况后，进行了检查。

急诊腹部 B 超示：胆囊炎，胆囊结石，较大者约 1.5cm×1.2cm，尚有部分泥沙样结石。

血常规：WBC 11.1×10⁹/L，中性粒细胞 0.948，Hb157g/L，血小板计数（PLT）117×10⁹/L；肝功能：谷草转氨酶（AST）111.2U/L；生化检查：空腹血糖（GLU）8.37mmol/L，血清钾（K⁺）3.33mmol/L，血清钠（Na⁺）133.9mmol/L。

考虑胆石症发作，建议住院治疗。

主管医生了解了李文宇的病情后，查体发现：体温 38.6℃，剑突下轻压痛，墨菲征阳性，其余体征不明显。治疗：予静脉滴注头孢噻肟钠舒巴坦钠抗感染，还原型谷胱甘肽改善肝功能，葡萄糖氯化钠等补充能量电解质，必

要时予赖氨酸阿司匹林对症退热治疗。12：20李文宇自己觉得身上非常冷，全身肌肉和牙齿都开始抖了起来，于是赶紧让老伴儿叫来护士，测得体温39.3℃，通知主管医生后，主管医生让李文宇做了抽血培养、血生化，予赖氨匹林注射液0.9g静脉滴注退热，同时补液补充电解质。下午2点李文宇才觉得缓过来点儿，全身出了点儿汗，不那么冷了，测体温38.7℃。这时候李文宇的检查结果也回来了，如下。

尿常规：尿胆原（+++），尿胆红素（++），酮体（+）。

生化全项：血淀粉酶27U/L，ALT 120.4U/L，AST 50U/L，谷氨酰转肽酶（GGT）275.5U/L，ALB 32.4g/L，TBIL 102.1μmol/L，直接胆红素（DBIL）58.8μmol/L，间接胆红素（IBIL）43.3μmol/L，GLU 9.73mmol/L，K^+ 3.22mmol/L，甲状腺球蛋白（TG）1.54mmol/L，血清总胆固醇（CHOL）2.5mmol/L，超敏C反应蛋白（hs - CRP）118.9mg/L。

主管医生正在向李文宇老伴儿告知老李的病情，考虑结石梗阻导致了化脓性胆管炎，不除外发生感染性休克的可能。刚谈了几句病情，就听到屋内老李不舒服的喊叫声。原来老李再次出现寒战高热，胁肋部疼痛，体温40.3℃，主管医生急忙边通知来医生查看患者，边让护士予吲哚美辛栓50mg纳肛消炎退热。来医生得到通知后，赶快来到李文宇的床前查看病情，大致了解后，告知家属病情，建议主管医生观察病情，禁食、水，必要时第2天升级抗生素或鼻胆管引流（ENBD）置管，又告知缩在被子里的李文宇加中药治疗。李文宇舌红、苔白腻，脉弦滑，来医生结合舌脉考虑为肝胆湿热，用清热化湿法，方药如下。

藿香15g	佩兰15g	生薏苡仁15g	茵陈30g
炒栀子10g	酒大黄10g	姜厚朴15g	炒枳实10g
北柴胡40g	连翘30g	黄芩15g	法半夏10g
茯苓15g			

3剂，颗粒剂，通知药房加急配药，马上冲服

9月1日早晨7点，来医生查看李文宇病情，推门进入病房的时候，看到李文宇背对着门坐在床边，正敞着怀喝粥呢，一点儿也不像昨天得病的样子。来医生关切地说道："不是说这两天不让吃饭吗？吃饭有可能会加重病情的。"李文宇听到问话赶紧放下早点，转身站起来笑着说："我快3天没怎么吃东西了，饿得不行，就让我爱人给买了点儿稀粥，没想到您来得这么早，被您看到了。"来医生问："昨天把药吃了吗？昨天晚上情况怎么样了？"李文宇答道："您这药还真挺管用的，我爱人还说白天闹成那样，夜里指不定怎么样呢。昨天下午16:30拿到药就吃了，等到五六点钟的时候出了点儿汗，就觉得好点儿了，肚子不那么疼也不觉得恶心了，测了一下体温，体温降到了37℃。夜里没什么事，睡得挺好，这不早上就觉得肚子咕噜咕噜响，想吃点儿东西，还让您给逮到了。"来医生听到这里，心里踏实了一点儿，告诉李文宇："这个病没有你想象的那么轻，这几天还是小心点儿，尽量忍一忍，别着急吃东西。"

9月2日，来医生查房时，李文宇说："我今天早上测体温37.6℃，觉得胁肋和后背胀满窜痛，口干喜热饮，乏力，小便量少色黄，今天4次大便，都是稀溏便。"来医生给李文宇查体，无明显异常，查阅今日化验结果。

血常规：WBC 8.7×10^9/L，中性粒细胞0.903，Hb 146g/L，PLT 88×10^9/L。

病毒检测：乙型肝炎表面抗原（HBsAg）(-)，抗丙型肝炎病毒抗体（Anti-HCV）(-)，人类免疫缺陷病毒（HIV）(-)，梅毒螺旋体（TP）(-)，甲型肝炎抗体、戊型肝炎抗体均(-)。

结核分枝杆菌抗体检测：结核分枝杆菌（TB）(-)。

甲状腺功能：(-)；凝血功能：(-)。

生化检查：糖化血红蛋白（GHbA$_1$c）5.5%；尿常规：尿胆原(+)；便常规＋潜血：(-)。

CA199 38.76U/mL。癌胚抗原（CEA）、甲胎蛋白（AFP）、糖类抗原125（CA125）、糖类抗原153（CA153）：(-)。

腹部CT平扫示：脂肪肝可能性大，未发现明显结石。

来医生查房后告诉李文宇："看结果你的情况比原来好多了，今天可以吃一点儿软饭了。"出了病房，主管医生问道："为什么结石没有了呢，会不会没有看清楚呀，要不做一个腹部 MRI+ 磁共振胰胆管造影（MRCP）看看？"来医生说："看看病情，做一个核磁也好。"

9月3日，主管医生向来医生汇报病情：李文宇未再发热，血象已经正常，生化全项：ALT 73.5U/L，AST 37.5U/L，GGT 214.7U/L，ALB 34.1g/L，TBIL 74.5μmol/L，DBIL 37μmol/L，IBIL 37.5μmol/L，肝功能和黄疸指标比入院时好转，已经约了核磁。来医生听完，来到李文宇床前查看病情，看到他完全不像个患者，正在病房里溜达，和其他患者开玩笑，就问道："老李，您还有什么不舒服的吗？"李文宇说道："没什么别的不舒服了，就想着出院了。对了，现在就小便还有点儿黄，听医生说结石没了，我还挺高兴的。今天中药也没了，您看是否再开一点儿。"来医生听到这些后，查看老李舌脉，舌红苔腻，中部色深棕，脉弦滑。考虑湿热较盛，予中药清热化湿行气，方药如下。

广藿香 10g	佩兰 10g	生薏苡仁 15g	茵陈 30g
炒栀子 10g	酒大黄 6g	姜厚朴 10g	炒枳壳 12g
黄芩 10g	法半夏 10g	茯苓 15g	丹参 15g
酒白芍 12g			

3 剂，颗粒剂，水冲服

9月6日，李文宇腹部 MRI+MRCP 示：①肝内胆管及胰管未见异常；②肝实质信号不均匀，肝炎、肝损伤可能；③脾大；④双肾多发囊肿可能。患者无明显症状，建议患者带药出院，门诊随诊。

2 周后，李文宇再次来到来医生门诊说："来医生，我又去原来查出来胆石症的医院做了一个 B 超、抽了一个血，您再帮我看看，我的结石是不是没了？人家都说这么大的结石是不可能没的呀！"来医生翻阅李文宇的检查，结果如下。

腹部超声：脂肪肝，脾稍大，左肾囊肿。头颅 CT：未见明显异常。

血常规：WBC 6.9×10⁹/L，中性粒细胞 0.584，Hb148g/L，PLT 218×10⁹/L；生化：ALT 60.6U/L，AST 56.6U/L，GGT 81.6U/L，ALB 40.5g/L，

TBIL 24.4μmol/L，DBIL 7.2μmol/L，IBIL 17.2μmol/L。尿常规、便常规＋潜血：（-）。

看完这些检查后，来医生对李文宇说道："您的结石确实没有了，但是肝脏的黄疸指标尚有异常，再用一段时间药物就行了。"听到这里，李文宇高兴地说："这回住院真值了，结石不用做手术了，您再帮我开点儿中药吧。我现在口干、乏力缓解了，偶然有点儿烧心，食欲良好，小便量、颜色都很好，大便每日 1 次或 2 次，成形软便。"来医生结合李文宇舌脉，舌尖红，苔腻，中部色深棕，脉弦滑，考虑仍有湿热内蕴，继续予清热化湿治疗，方药如下。

广藿香 10g	佩兰 10g	生薏苡仁 15g	茵陈 30g
炒栀子 10g	酒大黄 6g	姜厚朴 10g	炒枳壳 12g
法半夏 10g	茯苓 15g	丹参 15g	虎杖 10g
酒白芍 12g	郁金 15g		

7 剂，颗粒剂，水冲服

9 月 27 日患者到门诊告知来医生复查结果。

血常规：（-）。生化：ALT 56.2U/L，AST 38.7U/L，GGT 64.4U/L，ALB 45.1g/L，TBIL 28.5μmol/L，DBIL 7.1μmol/L，IBIL 21.4μmol/L，GLU 6.47mmol/L，TG 2.2mmol/L，CHOL 5.29mmol/L。

另外，预约的胃肠镜也检查了，未发现明显异常。来医生告知患者基本正常，予中药调整如下。

广藿香 10g	佩兰 10g	生薏苡仁 15g	茵陈 20g
姜厚朴 10g	炒枳壳 12g	法半夏 10g	茯苓 15g
虎杖 15g	酒白芍 12g	郁金 15g	丝瓜络 12g
牡丹皮 12g	香附 10g		

7 剂，颗粒剂，水冲服

什么是胆石症？会有哪些危害

脂肪类食物需要胆汁的作用才能进行消化。人体的肝脏可以分泌胆汁，正常情况下，胆汁中的胆盐、胆红素与胆固醇维持一定比例，呈液体状，保持胆汁的流动性，若胆汁成分改变（如胆固醇过多），胆汁流动性较差，可能会有胆汁结晶成固体，堵塞在胆道里，形成结石。胆石症发作时，会有腹部绞痛（常见于右上侧腹部）、恶心、呕吐、发热等不适症状，严重时可能引发休克、胆道穿孔、胰腺炎等并发症，危及生命。

胆石症只发生在胆囊里吗

胆汁由肝脏产生，平时胆汁在胆囊中储存，摄入油腻食物时，胆囊就会收缩，将胆汁从胆总管排入十二指肠，分解和吸收脂肪。从肝至十二指肠乳头开口处，都可以出现结石，不一定只在胆囊里有。

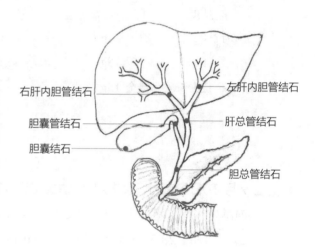

胆石症的典型症状是什么

首先，腹痛是胆石症的典型症状，常出现在食用油腻食物后，发作部位通常是右上侧腹部，疼痛剧烈，可伴有后背部牵涉痛，并有恶心、呕吐等症状。

此外，患者亦可能出现黄疸，其皮肤与眼睛会呈现黄色，或有畏寒、发热等症状。

胆结石可以分为几类

胆结石包括胆固醇结石、胆红素结石和混合型结石。

结石反复疼痛待手术，中药利胆排石效可佳

2019 年 10 月 18 日，64 岁的袁秀琴（化名）与家人外出郊游，和外孙子爬山、坐船玩儿了一整天，她虽然觉得很累，但是也觉得很高兴。傍晚 7 点，一家人开车返回家中，袁秀琴觉得大家都非常疲乏，就决定在饭馆吃饭，省得回家做饭。外孙子听到在外面吃饭非常高兴。袁秀琴女儿担心地说："妈，您有高血压、糖尿病、脑梗死和胆石症这些疾病，医生让您注意饮食，您这一年都没有在外面吃饭了，还是回家吃吧。"袁秀琴基本上不在外面吃饭，她女儿知道这个情况，就有点儿担心，劝袁秀琴回家吃饭，但是没有劝住。袁秀琴女儿为了母亲身体，特意定了较好的饭馆。晚上 10 点，袁秀琴觉得上腹部疼痛，右侧明显，恶心、呕吐 2 次，晚间吃的食物也吐差不多了，觉得症状好点儿了，就没有通知女儿，心想休息一下可能就缓解了。夜间 11 点，袁秀琴觉得全身冷得厉害，测体温 38.7℃，就让老伴儿通知女儿往医院急诊赶。急诊检查结果如下。

腹部超声：胆囊肿大，胆囊多发结石（囊腔内见多发强回声团，较大者约 1.9cm×1.2cm，胆总管内结石约 1.0cm），脂肪肝。

血常规：WBC $7.9×10^9$/L，中性粒细胞 0.828，淋巴细胞 0.27。生化检查：AST 44.3U/L，血淀粉酶（-）。

考虑胆石症，予补液、抗感染、山莨菪碱（654-2）肌内注射解痉治疗后，症状缓解。

10 月 19 日早上，袁秀琴到门诊就诊，门诊医生建议腹腔镜手术治疗，并开出住院证，告知袁秀琴大概 1 周后住院，准备进行腹腔镜手术治疗，防止病情反复发作。袁秀琴心想这 1 周的时间与其腹痛，不如先去隔壁医院住几天控制一下炎症。14：10 办理完住院手续，主管医生来到袁秀琴病床前了解病情，查体未见明显异常，就告诉袁秀琴："您这是胆囊多发结石伴急性胆囊炎造成的症状，另外您还有脂肪肝、高血压、2 型糖尿病、下肢静脉

曲张这些疾病，这几天不能吃饭、喝水，需要用抗生素治疗。"袁秀琴回答道："到医院，我就踏实了，控制一下炎症吧，我过几天就要去做手术了。"

10月19日16：10，袁秀琴觉得浑身发冷，身体不停地在抖，牙齿也冷得咯咯响，话也说得不利索了，就马上让老伴儿通知医生。主管医生检查后发现，袁秀琴体温39.4℃，伴有寒战，马上进行抽血培养，予退热补液治疗，另外，让护士打电话通知门诊来医生查看患者。来医生到来时，袁秀琴寒战好转了，能稍微说点儿话了。来医生边问主管医生病情边查体，发现袁秀琴右上腹痛，右上腹及剑突下压痛，无反跳痛及肌紧张，墨菲征阳性，同意目前诊断及处理意见，了解到今天尚未使用抗生素，便通知护士先给予抗生素抗感染治疗，然后再补液，建议主管医生密切观察病情，及时复查血常规，必要时升级抗生素。同时问袁秀琴："我担心结石梗阻导致胆管炎，给您加一点儿中药联合西药治疗，您看是否可行？"袁秀琴回答："可以呀，只要能控制得住就行。"来医生查看袁秀琴舌脉：舌暗红，舌苔白腻，脉弦滑。予中药清热化湿、疏肝利胆为法，方药如下。

茵陈 30g	柴胡 45g	栀子 10g	大黄 6g
黄芩 15g	连翘 25g	砂仁 6g	茯苓 10g
滑石 20g	厚朴 15g		

6剂，通知药房急配药，水煎服，每日2次

10月20日早晨，来医生来到病房查房，看到袁秀琴已经能坐在床上和家人聊天了。袁秀琴家人见到来医生查房，站起来说道："昨天夜间我妈妈症状还比较平稳，昨天下午的情况没有再犯，肚子也没有那么疼了。昨天18：00拿到了中药，吃了以后感觉还可以，没有什么不舒服的。"来医生回答道："没有什么不舒服的就行，我就担心像昨天下午的情况再反复发作，那就先接着这么治疗，中药还那么用。"下午的时候，来医生查阅袁秀琴的化验情况，结果如下。

血常规：WBC 9.9×10^9/L，Hb 116g/L，中性粒细胞0.939。心梗

三项：（-）。

血凝四项：（-）。乙型肝炎表面抗原、人类免疫缺陷病毒抗体、梅毒、丙型肝炎抗体：（-）。肿瘤标志物：（-）。

生化全项：ALT 491.4U/L，AST 527.0U/L，总胆汁酸 84.4μmol/L，GGT 549.0U/L，ALB 33.9g/L，TBIL 50.5μmol/L，DBIL 27.4μmol/L，空腹血糖 6.74mmol/L，CHOL 2.42mmol/L，LDH 645.0U/L，羟丁酸脱氢酶 205.7U/L，hs-CRP 65.97mg/L，IBIL 23.1μmol/L，

尿常规：尿比重 1.005，酮体（+），尿胆原（+），尿胆红素（+）。

考虑患者黄疸指数偏高是与结石相关，结合患者肝胆湿热偏重，告知主管医生在原用药基础上加用苦黄注射液清热化湿退黄。

10月25日，来医生再次查房问道："袁秀琴，您现在还有什么不舒服的症状？"袁秀琴回答："我没有腹痛、恶心、呕吐等症状，现在就是有点儿口干、口苦。3天之前，主管医生已经让我开始吃饭，我觉得像正常人一样，还有必要做手术吗？"来医生笑着说："症状缓解了是药物的作用，胆结石大致分为两种，一种是胆固醇结石，一种是胆色素结石，胆固醇结石相对好办，胆色素结石治疗起来很难。我们用中药治疗，部分患者的结石可以缩小甚至排出体外，您的结石比较大，一般情况下很难排出来，我们需要再做一次B超或者腹部CT来进行判断。如果结石还存在，结合您反复发作的病史，还是建议手术治疗。我们这两天给您约一个检查看一看。"听到这里，袁秀琴有点儿失望，说道："来医生，我还想再用一些中药，今天的中药已经没有了。如果能避免做手术，尽量避免做手术，最好能用中药解决我的胆结石。"来医生："我们尽力用中药试试看。"来医生看到袁秀琴舌暗红，苔白腻，脉弦滑，考虑为肝胆郁热，气阴两虚，调整汤药，方药组成如下。

金钱草 30g	郁金 15g	鸡内金 12g	川楝子 10g
延胡索 10g	青蒿 10g	黄芩 10g	太子参 30g
天花粉 15g	竹茹 10g	石斛 30g	生姜 3g

7剂，水煎服

10月27日，主管医生向来医生汇报，袁秀琴无明显症状，检查结果如下。

血常规：（-）。生化全项：ALT 61.5U/L，AST 43.0U/L，GGT 265.6U/L，空腹血糖7.16mmol/L，甘油三酯（TG）4.19mmol/L，hs-CRP 5.26mg/L，TBIL 14.5μmol/L。

腹部CT：上腹部平扫未见明确异常，未见到明显的结石。

来医生听到这里后告诉主管医生再观察2天，如果病情没有什么变化的话，可以让袁秀琴出院。下午的时候袁秀琴找到来医生问："来医生，听主管医生说您让我出院了，我的病是完全好了吗？还需要再做手术吗？"来医生笑着回答："从现在检查结果来看，您的结石已经没有了，症状已经完全好转，没有必要再进行手术了。但是根据现代医学的理论，胆囊炎和胆石症是可以复发的。从中医理论来讲，您的湿热体质并没有完全调理过来，胆囊炎有可能会再次复发。您需要注意生活饮食习惯。"袁秀琴高兴地说："来医生，您的中药真的不错，我之前治疗胆石症的时候也吃过一段时间的中药，但是效果并不好，这次吃完药以后结石竟没有了，我真高兴，我对手术还是比较害怕，这次让我躲过去一刀。但是听说还会复发，我想再观察一下，顺便治疗一下我的高血糖和静脉曲张。"

11月3日18：00，袁秀琴觉得胆囊炎已经没有什么症状了，想换换胃口，不想吃医院的饭，让女儿带了点儿肉馅的饺子，美美地吃了一顿。当晚23：30袁秀琴觉得上腹部又开始疼痛，想吐，就赶紧让老伴儿叫医生。主管医生问了病情后，查体发现右上腹压痛（+），墨菲征（+），再次复查。

血常规：WBC 6.7×10⁹/L，Hb 127g/L，淋巴细胞0.064，中性粒细胞0.879，RBC 4.34×10¹²/L。

生 化：ALT 232.3U/L，GGT 452.9U/L，TBIL 39.9μmol/L，DBIL 23.8μmol/L，GLU 7.31mmol/L，血尿素氮（BUN）3.20mmol/L，Cr 38.3μmol/L，血淀粉酶13.20U/L，IBIL 16.1μmol/L，AST 604.0U/L。

考虑胆囊炎再次发作，禁食，予泮托拉唑抑酸、多烯磷脂酰胆碱联合复方甘草酸苷保护肝功能，头孢噻肟钠舒巴坦钠联合奥硝唑抗感染及静脉营养支持，夜间症状平稳。

11 月 4 日早晨，主管医生向来医生汇报袁秀琴病情后，来医生来到袁秀琴病床旁关切地问："现在是否还有腹痛、发热、恶心、呕吐？您昨天晚上吃什么了？"袁秀琴不好意思地回答："夜里疼得有点儿厉害，现在不那么疼了，也没有发热、恶心、呕吐。我昨天晚上就吃了些饺子，可能吃得有点儿多，夜里就开始疼起来了。"袁秀琴女儿回答："这两天我妈觉得没什么事儿了，昨天想吃饺子，我就给包了点儿猪肉馅儿的饺子。可能吃得稍微多了一些，会是胆囊炎又犯了吗？"来医生边听边查体，查完后告诉袁秀琴："我跟您说过这个病可能会反复，前一段时间饮食偏少，胆汁可能会出现浓缩，不除外再次出现胆囊结石的可能，我们再约一个超声看一看。"下午腹部彩超回报：①脂肪肝，肝略大；②胆囊壁毛糙，胆囊多发结石（泥沙型），胆汁淤积。来医生下午拿到检查结果后，结合袁秀琴舌质暗红，苔白腻，脉弦滑，考虑肝胆湿热兼有瘀滞，以清肝利湿、行气活血为主，加用如下方药。

茵陈 30g	柴胡 20g	栀子 10g	大黄 6g
黄芩 15g	砂仁 10g	茯苓 10g	厚朴 15g
金钱草 30g	鸡内金 15g	郁金 10g	当归 10g

7 剂，水煎服

11 月 11 日一大早，来医生再次来到袁秀琴床旁查房。袁秀琴看到来医生后说："来医生，中药已经吃完了，我还需要接着吃吗？这几天我又没什么不舒服的症状了，是不是需要再查一次 B 超或者 CT，看看结石是不是没有了？"来医生回答说："我们约一次增强 CT，看一下胆囊结石是否还存在。从你的化验结果来看，血常规已经正常，生化只有 GGT 209.6U/L 略微高一点儿，肝功能和黄疸指数已经完全正常，我们等一下增强 CT 的结果。中药还接着吃吧。"来医生再次给袁秀琴开中药 7 剂。

11 月 14 日腹部增强 CT 回报：脂肪肝，肝略大，胆囊未见明显结石。来医生将这个消息告诉袁秀琴，又告诉她可以考虑出院，嘱咐注意饮食，防止病情反复。1个月后随访，袁秀琴未诉明显不适，再次查腹部超声未见胆囊结石。

诊疗经过与中医辨证分析：患者老年女性，以上腹胀痛为主症，属中医学腹痛范畴。患者年高体弱，脾胃虚弱，又兼饮食不节，更伤脾胃，脾失健运，不能运化水谷精微，积聚成湿，三焦之气不畅，肝胆湿热，枢机不利，寒热往来，故见恶寒发热；湿热中阻，清气不升，浊气不降，不通则痛，故见上腹胀痛；胆热犯胃，故见反酸；胃气上逆，故见呕吐；湿热瘀滞，经气不利，故见胸闷、气短、心烦口苦；舌质暗红，苔白腻，脉弦滑，提示肝胆湿热兼有瘀滞之象。四诊合参，本病病位在肝胆，病势急迫，本虚标实，属"腹痛"之"肝胆湿热瘀滞"型。

来医生点评 1

哪些人容易患胆石症

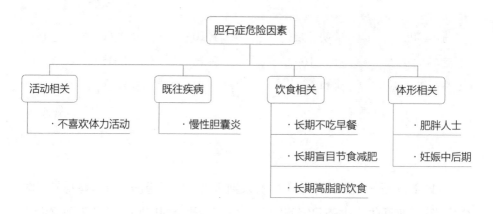

平时活动较少的人，内脏容易下垂，压迫肠管，导致胆汁排泄不畅。胆囊的慢性炎症可促使胆固醇、胆红素沉积，久而久之形成结石；不良饮食习惯会导致胆汁浓缩，胆汁中胆固醇呈饱和状态，从而形成结石。这些都是高危因素，但是并不意味着这些人一定会发生胆石症。减少不良的生活习惯，部分人还是可以避免得胆石症的。

胆石症的预防方法是什么

1. 早餐适当吃点儿含脂肪的食物。馒头和稀粥是大部分人典型的早餐，其实最好荤素搭配，可选择鸡蛋和几片肉，或者在小菜里拌勺植物油，能帮助胆汁排出。

2. 肥胖是胆石症形成的重要因素，应该适当运动，控制体重。不爱运动，体力劳动减少，胆囊的收缩力会下降，为胆石症创造了条件。

胆石症是否一定要手术

手术要根据患者具体情况，如结石大小、位置、患者身体情况及反复发作的次数。如果胆囊结石不大，患者年轻，发作不频繁，可暂时不做手术，注意饮食，定期随访复查，必要时可以采用中药排石的办法；如果有右上腹痛等不适症状，尤其是反复发作的患者，原则上建议做手术；如果结石在胆管中，有临床症状，应在减轻炎症的情况下，及时行手术治疗；对基础疾病较多的老年患者，条件允许的话也建议尽早手术，因为一旦急性发作风险很大；如果发现有胆囊萎缩等，怀疑有恶变风险的，也建议尽早手术。

中医治疗胆石症有哪些办法

中医将胆囊炎、胆石症归为"胁痛""黄疸""胆胀"等范畴。中医认为，本病发作是由于肝胆气郁、湿热蕴结、气血阻滞，胆腑功能失常所致，治疗应以"通"为主，采用疏肝理气开郁、清热利湿散结之法，方多选张仲景"大柴胡汤"，随证加味使用。使用大柴胡汤方剂时，湿热重加连翘、蒲公英、赤小豆清热利湿；疼痛明显合金铃子散（延胡索、川楝子）；并发黄疸，合茵陈蒿汤（茵陈、栀子、大黄）清热、利湿、退黄；病属胆石症，加金钱草、鸡内金、海金沙，以清热利湿、利胆排石。

结石反复疼痛待手术，中药利胆排石效可佳

寒战高热腹痛阑尾炎，经方合用一周诸症消

2019年12月6日晚上，张宇（化名）和闺蜜聚完餐稍微喝了一点儿酒，突然张宇捂着肚子，身体缩在一起，脸色苍白地跟闺蜜说："我胃疼得太厉害了，你能帮我买点儿药吗？"闺蜜看到张宇这样心里非常害怕，赶紧跑到附近药店买了铝碳酸镁片。张宇吃完药，觉得症状稍微好转一点儿，就让闺蜜送自己回家了。看到脸色苍白的张宇，张宇父母非常担心："你的胃是不是又开始疼了？都疼了1年多了，去做个胃镜看看吧。"张宇吃力地回答："原来胃疼吃点儿药就会好转，今天吃药没有像原来那么管用了，明天去医院看一看吧。"

第2天一大早，张宇便和家人一起到内镜室找来医生："来医生，我想做个胃镜，昨天夜里吃饭的时候稍微喝了点儿酒，胃就开始疼得厉害，今天早上大便偏稀，颜色有点儿黑。我网上查了查，有的说可能是胃溃疡出血了，我有点儿担心。"听到这里，来医生一脸严肃地说："你这个小姑娘年纪轻轻的，在我这里都算老病号了。原来我让你做胃镜，你总是害怕，这胃镜你早就该做了。你现在除了胃疼，还有什么症状没有？比如说头晕、乏力、心慌、发热、恶心、呕吐等？"来医生边说边让护士给张宇量血压。张宇回答："我现在就是胃疼，但是比昨天要好点儿了，没有别的什么症状。"血压计显示张宇血压正常，来医生说道："你早上如果没有吃饭的话，我就今天给你加一个胃镜。"张宇说："我早上没有吃饭，今天上午可以做的话就太好了。"来医生让护士给张宇安排抽血化验。11点的时候，张宇的胃镜显示：十二指肠球部巨大溃疡A1期，慢性糜烂性胃炎，幽门螺杆菌（Hp）（++），根据结果，来医生建议张宇短期住院治疗。15：00时办完住院手续，主管医生根据诊断，予抑酸、保护胃黏膜、根除Hp治疗。

12月8日早晨，来医生来到病房查房，查到张宇时，张宇非常高兴地说："来医生，用上药以后，疼痛就基本缓解了，没有再拉黑便，我过两天

是不是就可以出院了？"来医生轻松地回答说："一般的十二指肠溃疡不需要住院，只在门诊治疗就可以了，但你的溃疡昨天在内镜下看比较大而且比较深，住3～4天院还是比较踏实的，防止出现穿孔和再出血，如果症状改善的话，3天以后就可以出院了，但是治疗的疗程需要6~8周，到时候门诊取药就可以了。我再给你查查腹部，看有没有别的问题。"来医生查体发现张宇右下腹部疼痛明显，就问："你原来有没有阑尾炎？"张宇回答说："以前右下腹疼的时候也比较多，有的医生说是慢性阑尾炎，但是自己一直没敢做肠镜。我不会这么倒霉吧？还能赶上阑尾炎。"来医生就说："咱们需要密切观察，如果疼痛慢慢地向右下腹部转移，就有可能是阑尾炎的表现。先观察看一看，做一些必要的检查，也不一定是阑尾炎，你别太担心。"来医生向主管医生交代病情后就去门诊上班了。

12月9日09：00，张宇觉得浑身发冷，身体疼痛，测体温38.5℃，右下腹疼痛剧烈，主管医生边处理病情边通知来医生查看患者。来医生到了以后看到张宇蜷缩在病床上，右手按在右侧下腹部，表情痛苦，全身颤抖，赶忙向主管医生了解病情。主管医生汇报："张宇昨日夜间私自外出进食油腻食物，自觉上腹部疼痛，今早疼痛转移至右下腹，疼痛明显，伴有发热，昨天下午腹部彩超提示右下腹盲管状回声，考虑单纯性阑尾炎可能性大，已经给予抗炎退热治疗。"30分钟后，张宇症状缓解后说："来医生，对不起，昨天我同学来了，在医院吃饭又不合适。我就想在外面请他们吃个饭，没想到一下就加重了，这回是不是就是你说的阑尾炎？"来医生严肃地说："前两天已经跟你说了，有可能会出现阑尾炎。从你现在的症状来看，阑尾炎的可能性非常大，主管医生已经用左氧氟沙星进行抗炎了，为了增强效果，我给你用一点儿中药进行治疗。"张宇回答："可以的，我对中药不排斥。我这回一定会按照您的指示进行治疗的。"来医生根据症状和苔黄腻、脉细表现，予三仁汤合大黄牡丹汤加减，宣畅气机，泄热破瘀，具体方药如下。

苦杏仁 10g	豆蔻 5g	生薏苡仁 30g	姜厚朴 15g
通草 10g	石膏 30g	苍术 10g	焦槟榔 10g
草果 6g	大黄 8g	桃仁 10g	牡丹皮 10g
藿香 10g	茯苓 15g	冬瓜子 15g	

5 剂，水煎服，每日 3 次

12月10日，来医生打电话问值班医生张宇的病情，值班医生汇报："昨日下午服药后，患者腹痛症状缓解，今日未出现发热、腹痛等症状。"听到这些，来医生觉得病情应该得到了控制，嘱咐值班医生继续观察病情变化，必要时请外科会诊。12月12日，来医生查房，张宇已经没有明显的临床症状，观察2天后便出院了。观察期间门诊查结肠镜：全结肠未见明显异常。

来医生点评 1

阑尾炎的常见原因是什么

相信大多数人对阑尾炎这个名词不是很陌生，但是很多人并不知道阑尾炎的发病原因是什么。阑尾炎的发病与梗阻、感染有直接关系。阑尾为一个向盲肠开口的管道，如果开口受阻后，可以使管腔压力增高，影响血液运行，出现黏膜受损，导致细菌侵入，出现感染。梗阻和感染为急性阑尾炎发病的常见原因。另外，与以下因素相关。

1. **不良的饮食习惯** 比如三餐不定时、暴饮暴食、常吃生冷辛辣食物等，这些会引起阑尾痉挛，从而发生阻塞，造成细菌感染，导致阑尾炎发作。

2. **不健康的生活方式** 经常熬夜、劳累过度等不健康的生活习惯会使身体的免疫功能降低，导致细菌繁殖；另外，饭后剧烈运动容易使食物残渣进入盲肠，导致阑尾堵塞，诱发阑尾炎。

3. **神经反射** 当胃肠道功能发生紊乱时，阑尾也会受到反射性影响，出现痉挛性收缩的情况，容易诱发阑尾炎。

阑尾炎的症状有哪些

1. **胃肠道症状** 单纯性阑尾炎的胃肠道症状并不突出，早期有恶心、呕吐。盆腔位阑尾炎或阑尾坏疽、穿孔可有排便次数增多。

2. **腹痛** 初期中、上腹部或脐周疼痛，疼痛位置不确定，呈阵发性或持续性胀痛和钝痛，数小时后腹痛转移并固定于右下腹部。

3. **压痛和反跳痛** 麦氏点（右髂前上棘与脐连线的中、外 1/3 交界处）压痛。

4. **发热** 一般只有低热，无寒战，化脓性阑尾炎体温一般不超过 38℃。高热多见于阑尾坏疽、穿孔或已并发腹膜炎。

5. **皮肤感觉过敏** 在阑尾炎早期，尤其在阑尾腔有梗阻时，可出现右下腹皮肤感觉过敏现象，但如果阑尾坏疽穿孔，则皮肤感觉过敏现象消失。

6. **腹肌紧张** 腹部肌肉紧张度偏高，坏疽、穿孔并引发腹膜炎时，腹肌紧张尤为显著。

腹痛：初期中、上腹部或脐周疼痛，疼痛位置不确定，呈阵发性或持续性胀痛和钝痛，数小时后腹痛转移并固定于右下腹部

胃肠道症状：单纯性阑尾炎的胃肠道症状并不突出，早期有恶心、呕吐。盆腔位阑尾炎或阑尾坏疽、穿孔可有排便次数增多

压痛和反跳痛：麦氏点（右髂前上棘与脐连线的中、外 1/3 交界处）压痛

阑尾炎症状

发热：一般只有低热，无寒战，化脓性阑尾炎体温一般不超过 38℃。高热多见于阑尾坏疽、穿孔或已并发腹膜炎

腹肌紧张：腹部肌肉紧张度偏高，坏疽、穿孔并发腹膜炎时，腹肌紧张尤为显著

皮肤感觉过敏：在阑尾炎早期，尤其在阑尾腔有梗阻时，可出现右下腹皮肤感觉过敏现象，但如果阑尾坏疽穿孔，则皮肤感觉过敏现象消失

来医生点评 3

阑尾炎的预防方法有哪些

1. 避免劳累过度，提高身体抵抗力。

2. 养成健康的饮食习惯，不暴饮暴食，少吃生冷、辛辣的食物，避免消化不良，以免诱发阑尾炎。

3. 避免进食不洁食物，经常食用不干净的食物，容易诱发急性胃肠炎，从而引起腹痛、腹泻等情况，而一旦阑尾受到影响，便会增加诱发阑尾炎的概率。

来医生点评 4

阑尾炎的中医治疗思路是什么

阑尾炎属于中医肠痈范畴，为外科常见急腹症，多因饮食失节、暴怒忧思、跌扑奔走，使肠胃运化功能失职、湿热邪毒内壅于肠而发。中医根据证型辨证论治：瘀滞证，治以行气活血、通腑泻热，方选大黄牡丹汤合红藤煎剂加减；湿热证，治以通腑泻热、利湿解毒，方选大黄牡丹汤合红藤煎剂；热毒证，治以通腑排毒、养阴清热，方选大黄牡丹汤合透脓散加减。阑尾炎属于急症，应选择有经验的医生治疗。

结肠梗阻腹痛大便难，针刺治疗阳明腹痛消

2019年5月1日，王银翠（化名）急忙从承德赶到北京来找女儿，近2个月自己腹痛越来越明显，正好可以在北京看看自己得的到底是什么病。3天后，王银翠预约到来医生门诊，看到来医生后说："大夫您好，我这两个月腹部胀痛，反酸、烧心，还有头晕、心慌，大便干燥不易排出，5天大便1次，在我们当地医院查，没查出什么问题。前几天因为心慌，查心电图提示阵发性房颤，予普罗帕酮口服，吃完药以后更加难受。这1周腹痛得越来越厉害，您能帮我看看，我到底是怎么了？"来医生问："您除了这些症状，还有没有别的症状？在当地做过什么检查没有？我看一看。"王银翠边拿化验单边回答："我这1周就排了1次大便，别的没有什么症状。"来医生翻阅了检查单后，问道："当地医院没让你做胃肠镜检查吗？"王银翠捂着肚子说："来医生，现在我的肚子又开始疼起来了，肚子鼓鼓的。医生让我做胃肠镜，我有点儿害怕，就没做，要不您给我做一个得了？"来医生查体发现王银翠的肚子慢慢地鼓了起来，剑突下及脐周压痛，就说："要不你就住院检查治疗吧。"王银翠同意并办了住院手续，主管医生接诊后，完善相关检查，腹部X线片回报：可见气液平，肠梗阻可能性大，给予禁食，补液、灌肠治疗后症状缓解不明显。

当日晚间8点，王银翠在病房大喊大叫："我腹痛严重忍受不了，肚子就要爆炸了，我都呕吐2次了。"值班医生边让护士灌肠，边通知二线来医生。看到来医生后，王银翠痛苦地喊道："来医生，我的肚子胀得非常厉害，感觉快要爆炸了，今天灌肠灌了2次也不管用，住院后下的肛管排气也不行，我这到底怎么了？赶快想办法给我止止疼吧。"来医生问了情况后，让主管医生拿来针灸针，用泻法给予天枢、上巨虚、足三里强刺激，行针10分钟后，王银翠症状缓解，30分钟后排便1次，腹胀痛减轻。王银翠说："我现在基本上不疼了。这针灸不错，我第1次扎针灸。我疼得这么厉害，

想不到针灸就能治疗。"来医生说："针灸在有些时候是非常管用的。现在疼痛缓解了，好好休息，明天咱们再做进一步检查。"

第2天早晨，来医生来到王银翠的病床前问："您昨天休息得怎么样？夜里肚子还疼吗？有没有排便和排气？我早上再给您扎1次针灸。"王银翠高兴地说："我昨天睡得非常好，自从您昨天扎完针灸后，我肚子就没有再疼过，昨天夜里排了不少气，现在感觉没有什么症状了，今天如果能再针灸1次就最好了。"来医生再行针刺疗法后，便赶紧去内镜室开始一天的工作。王银翠住院第3天行胃肠镜检查：未见明显异常，无明显不适症状。家属要求出院门诊就诊，2周后随访，王银翠已经回到承德老家，腹痛症状未再出现。

来医生点评 1

什么是肠梗阻

肠梗阻，顾名思义，就是肠子被堵住了。我们人体的肠道是通过肛门与外界联通的，正常情况下，肠道蠕动使粪便、水、气体排出，以保持肠道畅通。当肠道被堵塞后，结肠不能发挥正常功能，会导致气体、肠液在结肠内大量聚积，结肠内压力升高，结肠内的细菌也会乘机进入体内，出现严重的症状，甚至可能导致死亡。肠梗阻是常见的外科急腹症之一。

来医生点评 2

肠梗阻的原因是什么

肠梗阻常见的原因如下图所示。

长期便秘的患者，结肠动力不足，可以导致部分肠梗阻的出现。本例患者可能与此有关。长期食用不易消化的食物，这些食物在胃中与胃酸、蛋白质结合，凝结成大小不同的硬块，形成粪石，如果这类患者不爱运

肠道异物嵌顿

肠腔外占位压迫

肠内肿瘤压迫

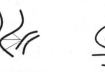
肠管之间粘连

肠扭转

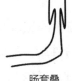
肠套叠

动，胃肠蠕动就会减慢，使得这些粪石很难排出，就会形成肠梗阻。

（来医生点评3）

肠梗阻的症状有哪些

肠梗阻的症状简单来说就是痛、胀、闭、吐。

痛：腹痛表现为阵发性绞痛，突然发作，逐步加重至高峰，持续数分钟后可缓解，过一段时间可能再发。这是由梗阻部位以上的肠管强烈蠕动所引起的。

胀：梗阻的部位和轻重不同，会导致腹胀的程度不同，要通过医生的检查才能看清。

闭：梗阻的患者会停止排便、排气。

吐：肠梗阻患者大多数会有呕吐，吐出物多为胃内容物，梗阻部位越高，呕吐越频繁越剧烈。部分患者有较剧烈的呕吐，吐出物可含粪汁。

（来医生点评4）

出现什么情况时要警惕肠梗阻

肠梗阻的病情相对比较重，那么，我们在出现什么症状的时候应该警惕肠梗阻的发生，及时到医院就诊呢？如果有以下情况，就要警惕肠梗阻的发生。

1. **既往有腹部手术史（开腹手术或腹腔镜手术）** 若突然发生腹痛，并进行性加重，排气、排便较之前减少，且症状反复发作，越来越重，则应警惕肠梗阻的发生。

2. **老年便秘患者尤其是合并糖尿病的患者** 如果患者突然腹痛，阵发性加剧，缓解不明显者，要警惕粪便堵塞引起的肠梗阻。

3. **身体健康者剧烈运动或弯腰活动后** 若活动后出现腹痛剧烈并进行性加重，腹部表面可见局部隆起，此时要注意肠扭转引起的肠梗阻。

4. **腹腔有慢性炎症的患者** 如果出现持续性腹痛，伴有恶心、呕吐，有时腹部可触及肠形，肛门停止排气，要警惕肠梗阻。

5. **伴有脓血便、黑便、消瘦、乏力、腹部慢性疼痛的患者** 若腹痛突

结肠梗阻腹痛大便难，针刺治疗阳明腹痛消

然加重，排便、排气消失，要警惕结肠肿瘤导致肠梗阻的可能。

来医生点评 5

肠梗阻的预防措施有哪些

肠梗阻的预防方法：①避免饭后剧烈运动，饭后剧烈运动容易引起肠扭转，应该在饭后 1 小时以后再适当运动；②预防便秘，老年便秘患者做好自我排气检测，平时多饮水，多吃一些润肠通便的食物，尽量保持大便畅通，如发现排气减少、腹痛等症状，应及时就医；③处理息肉，在进行结肠镜检查时，如果发现息肉，尤其是较大的息肉，应及时处理，防止息肉发生癌变或增长，从而引起肠梗阻；④平时尽量少吃不易消化的食物，避免空腹进食柿子、山楂等容易引起结石的食物，另外，不干净的食物会导致肠道炎症而出现肠梗阻，也应避免。

来医生点评 6

肠梗阻的中医治疗手段有哪些

据古代文献记载，有关肠梗阻的治疗手段较多，目前多采用中药口服和中药外治法。中药口服以承气汤类方为主，通过泻下通腑，达到消除肠梗阻临床症状的目的，但是不能应用于机械性肠梗阻。中医外治法是按照经络"外治之理，即内治之理，外治之药，亦即内治之药，所异者，法耳"的理论，采用药物、手法等中医方法，来达到理气通腑的作用。常用的方法如下。

1. 中药穴位贴敷　将药物外敷于神阙、天枢等穴位，药物通过对皮肤、经络刺激，可以达到疏通经络、调理气血、调理肠胃功能的功效。

2. 中药灌肠法　通过将理气通腑的中药灌入直肠、乙状结肠甚至降结肠，使药物由直肠黏膜直接吸收，畅通肠腑，排除积滞，恢复胃肠道正常生理功能。

3. 穴位按摩　对上脘、中脘、下脘穴采用泻的手法分别按压 2 分钟左右，再从上脘向下脘推 30 次，按压肚脐周围腧穴，然后对两侧天枢穴进行按压，每个穴位 1 分钟。按摩的同时配合中药治疗，如大黄、枳实、厚朴等，行气通便效果更好。

反复呃逆苦闷难解除，针灸调理肺胃可平呃

2018 年 9 月，64 岁的张国庆（化名）送孩子去外地读研究生，返回北京以后，却怎么都高兴不起来。张国庆在送孩子上学的路上不知什么原因，突然就开始打嗝儿，本来想着过两天就好了，没想到打了十几天还是没有止住。张国庆心里想："是不是我得什么病了，是不是因为我的高血压引起了脑血管疾病，赶紧到医院查一查吧。"到医院做胃镜检查示：反流性食管炎，服用胃肠促动药、抗酸药后效果不佳。张国庆听说有些疾病比较重的人也可以出现打嗝不止，就恳求医生查腹部 + 盆腔 CT，结果显示：脂肪肝、肝囊肿。头部 CT：未见明显异常。查来查去也没有发现异常，他的心里更不踏实了，心里越琢磨打嗝的症状就越重，他索性要求住院进一步检查。

住院后，主管医生考虑诊断：呃逆原因待查，周围神经性可能性大，予抑制胃酸分泌、解痉平喘、促进胃肠动力治疗，中药丁香柿蒂汤合旋覆代赭石汤治疗。治疗 5 天后张国庆仍打嗝不止，偶有食物反流至咽喉，痛苦异常。住院过程中恰逢来医生二线值班，21：00 来医生巡视病房时看到张国庆非常痛苦，就留心看了一下。来医生看着张国庆非常面熟，却一时想不起来在哪里见过。张国庆说道："来医生，您还认得我吗？2 年前您给我女儿治疗过胃病、焦虑症，今年她都读研究生了。"来医生想起来曾经有一个姑娘因为焦虑要休学，他的父亲就是面前的张国庆，就问道："您这打嗝是怎么引起的？有多长时间了？"张国庆痛苦地回答道："已经接近 3 周了，没有什么原因，吃了药也不管用，做了检查也没查出什么问题来，可是这个症状却越来越重了，您能帮我看看吗？"来医生问了问病情，查体未发现异常，也查阅了病历记录，未发现特殊状况，查看舌脉：舌红，苔薄白，脉弦滑，右寸独大。来医生就跟张国庆商量："我用针灸治疗试试，看看能不能减轻您的痛苦。"张国庆说："那就太好了，我一直以为您只会开中药、做内镜，不知道您还会扎针灸。"来医生说："针灸其实是每位中医医生的基

本功，只是门诊工作太忙没有怎么用而已。大部分情况下，打嗝与肝胃有关，但是您的这个情况我考虑与肺胃相关，我先治疗一下试试看。"来医生以合谷、尺泽泻法，足三里、阴陵泉补法治疗，经治疗 15 分钟呃逆停止后起针。张国庆说："终于舒服了，不再打嗝了，我也能睡个安稳觉，谢谢您。"随后观察 3 天未复发，痊愈出院。

来医生点评 1

什么是呃逆

呃逆又称膈肌痉挛，是由于膈肌、膈神经、迷走神经或中枢神经等受到刺激后引起一侧或双侧膈肌的阵发性痉挛，发出短促响亮的特别声音。持续呃逆 48 小时以上者，临床诊断为顽固性呃逆。想必每个人都有膈肌痉挛的经历，短时间还可以忍受，膈肌痉挛时间过长，会非常难受。

来医生点评 2

什么疾病可导致呃逆

本例呃逆患者为什么这么紧张呢？因为他知道呃逆不仅是消化道的疾病，很多疾病均可导致呃逆的产生，有些甚至是严重疾病。呃逆产生的原因大致分为：①中枢神经系统原因，如头颅外伤、硬脑膜外血肿、颅内肿瘤、脑血管意外、脑炎等。这些疾病导致中枢神经受影响，形成呃逆。②神经系统以外的原因，如胸膜炎、心包炎、肺炎、肺脓肿、肺癌、食管癌、食管炎、主动脉瘤、食管裂孔疝、胃出血、胃癌、胃或十二指肠溃疡穿孔、肝癌、肝脓肿、胆囊癌、结肠癌、胰腺癌、腹水、尿毒症、肝性脑病、糖尿病酮症酸中毒、糖尿病高渗性昏迷等。这么多疾病可引起呃逆，所以，如果呃逆症状长期不能缓解，应及时到医院就诊。

来医生点评 3

治疗呃逆的常用方法有哪些

1. **深呼吸** 进食时发生呃逆可以暂停进食，做几次屏气深呼吸，往往在短时间内能止住。

2. 喝水弯腰法 将身体弯腰至 90° 时，大口喝下几口温水，因胃部离膈肌较近，可从内部温暖膈肌，在弯腰时，内脏还会对膈肌起到按摩作用，缓解膈肌痉挛，瞬间达到止呃逆的目的。

3. 惊吓法 趁不注意猛拍一下呃逆者的后背，因为惊吓作为一种强烈的情绪刺激，可通过皮质传至皮质下中枢，抑制膈肌痉挛，但有心脑血管疾病患者应慎用。

4. 塑料袋呼气法 用一个小塑料袋，罩住自己的口鼻，进行 3～5 次的深呼吸。使呼出的二氧化碳重复吸入，增加血液中二氧化碳的浓度，抑制呃逆。

来医生点评 4

中医穴位按摩可以治疗呃逆吗

答案是可以的，有如下几个穴位可以选择。

少商： 在手拇指末节桡侧，距指甲角 0.1 寸。方法：拇指用力按压少商穴至患者有酸痛感，回旋按摩 60 次，可消除呃逆。

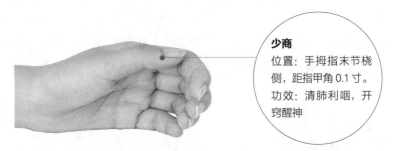

少商
位置：手拇指末节桡侧，距指甲角 0.1 寸。
功效：清肺利咽，开窍醒神

内关： 在前臂掌侧，当曲泽与大陵的连线上，腕横纹上 2 寸。方法：用拇指按压内关穴数分钟至有酸胀感，可消除呃逆。

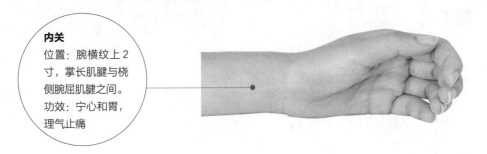

内关
位置：腕横纹上 2 寸，掌长肌腱与桡侧腕屈肌腱之间。
功效：宁心和胃，理气止痛

反复呃逆苦闷难解除，针灸调理肺胃可平呃

中脘：在上腹部，前正中线上，当脐中上4寸。方法：用拇指按压此穴，做圈状按摩100～200次，可消除呃逆。

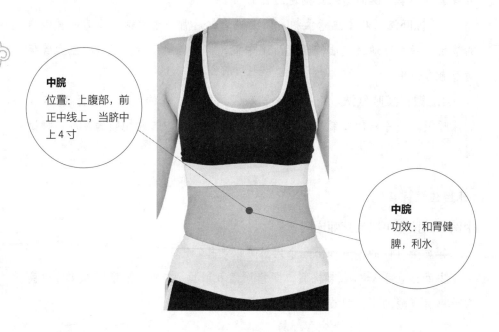

中脘
位置：上腹部，前正中线上，当脐中上4寸

中脘
功效：和胃健脾，利水

足三里：在小腿前外侧，当犊鼻下3寸，距胫骨前缘1横指（中指）。方法：用拇指按压此穴，做圈状按摩100～200次，可消除呃逆。

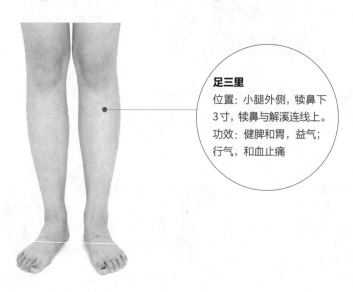

足三里
位置：小腿外侧，犊鼻下3寸，犊鼻与解溪连线上。
功效：健脾和胃，益气；行气，和血止痛

慢支感染上肢突痉挛，针药结合一日诸症消

2019 年 12 月 16 日 10：00，71 岁的王建丽（化名）再次因为咳嗽、咳痰住院治疗，这已经是她今年第 7 次住院了，这 8 年来她几乎每年要住几次医院，今年算是最多的一年，几乎没有在家里待过。王建丽想起自己 8 年前开始出现咳嗽、咳痰，被医院确诊为慢性阻塞性肺疾病后，多次就诊于医院呼吸科、心内科，每年都会再添新的疾病，现在有高血压、抑郁症、反流性食管炎、带状疱疹、骨质疏松症、低钾血症、脂肪肝、双侧胸腔积液、贫血、肺间质纤维化等 10 多种疾病，还做了右侧髋关节置换术，成了医院的常客。想到这些，王建丽心里觉得一阵阵的难过，不自觉地流下眼泪。这一幕被主管医生看到了，就问："您是有什么不舒服吗？是不是觉得又胸闷、憋气了？"王建丽边咳嗽边慢悠悠地问："医生，我这次的病情是不是比较重？我感觉比前一段时间要憋得厉害，我还能不能熬到过节？我孙子在美国读书，过节的时候才能回来看我，我还能不能看着我的孙子？"主管医生听到这些话后赶紧安慰王建丽："您这病现在还不是那么重，要对自己有信心。过会儿会有护士给您抽血检查，等一下检查结果。我们会想办法用一些药，让您尽快康复出院，这样过节的时候就能看见您孙子了。"王建丽听到这样的话，心情慢慢地平静下来，开始配合检查、治疗。

当天 15：30，患者抽血检查回报。

血常规：WBC 13.3×10^9/L，中性粒细胞 0.69，Hb 69g/L，PLT 428×10^9/L；生化检查：ALB 25.7g/L。

血气分析：血液酸碱度（pH）7.41，动脉血二氧化碳分压（$PaCO_2$）61.9mmHg，动脉血氧分压（PaO_2）42.4mmHg，Na^+135mmol/L，K^+2.5mmol/L，碱剩余（BE）10.65mmol/L，实际碳酸氢盐（AB）38.1mmol/L，动脉血氧饱和度（SaO_2）79.9%。

肿瘤标志物：CEA 11.06μg/L，CA125 392.6kU/L，CA199 56.4kU/L。

甲状腺功能：促甲状腺素（TSH）5.01mU/L，略升高；血清总甲状腺素（TT$_4$）59.5nmol/L，升高；游离三碘甲状腺原氨酸（fT$_3$）2.6pmol/L，下降。

主管医生看到检查结果后倒吸了一口凉气，查阅既往检查，结果如下。

腹部CT示：①升结肠长壁增厚，胃底、体部黏膜增厚；②慢性胆囊炎可能；③腹腔积液；④双侧胸腔积液。

胸部CT示：肺间质纤维化性改变，慢性支气管炎，肺气肿，右侧胸腔积液，左侧胸膜增厚。主管医生报告二线医生：王建丽肺功能丧失严重，病情危重。二线医生查看病情后，予一级护理、心电监护、低流量吸氧、抑制胃酸分泌、抗感染、解痉平喘、化痰、促进胃肠动力、营养神经、止痛、降压、抗凝、补铁、机械通气等治疗。

2019年12月18日，王建丽精神疲惫地告诉主管医生："中药口服2天后浑身瘙痒，我能不能先不吃中药？这两天仍然咳嗽喘憋，痰黏难咯，右胁及右上腹痛，不想吃饭，睡眠也不好。"王建丽女儿也在旁边说道："这两天我妈妈咳嗽喘憋跟原来差不多，有时候还会出现排便自己却不知道的情况，大便呈稀水样，还有少量黏液。这两天吃中药后出现了皮肤瘙痒，所以心里比较烦躁。原来也有对中药过敏的情况，但是说不清楚是哪种中药过敏。"主管医生把王建丽的女儿拉到病房外说："那就先把中药停一下。我看了一下您母亲以前的用药，她用过很多抗生素，我怀疑她对抗生素已经耐药了，现在可选择的抗生素范围很小，可能这次住院时间较长，你们要有心理准备。"王建丽女儿说："我们看这次的病情也比较重，我们已经做好心理准备了，只要尽量让她别太难受就行。"

2019年12月21日，王建丽陷入嗜睡状态，呼唤后能清醒，尿量偏少。主管医生查体发现双侧球结膜水肿。

心电监护：心率110次/min，SaO$_2$ 85%，BP 110/57mmHg。

血气分析：pH 7.36，PaCO$_2$ 62.1mmHg，PaO$_2$ 57.4mmHg，K$^+$ 2.6mmol/L，BE 6.89mmol/L，AB 34.6mmol/L。

加强抗感染，予美罗培南1g静脉滴注，每12小时1次抗感染治疗，沙丁氨醇吸入解痉平喘，基础生命支持，调整机械通气。

2020年1月3日，王建丽女儿在病房急迫地呼叫医生："我妈妈全身抖动，意识不清，是不是不行了？"主管医生赶忙跑进病房查看王建丽，王建丽全身抽动，不能自已，口中呻吟，呼之不应，双目上视，对光反射存在，予地西泮注射液 3mg 缓慢静脉推注后，抽动停止，安静入睡。请呼吸科、神经内科会诊后：考虑Ⅱ型呼吸衰竭，不除外脑水肿，但是患者肺大疱较大且较浅表，应谨慎调节呼吸机流量，防止出现气胸，必要时可以用脱水药物，适当应用呼吸兴奋剂，以对症治疗为主。

王建丽抽搐已经 3 天，抽搐症状一直缓解不明显。王建丽女儿到门诊找到来医生哭着说："我母亲现在这个状况还有没有什么办法？能不能让她别这么受罪？我看了心里非常难受。"来医生回答："您母亲的病情比较重，细菌感染且多重耐药，病情复杂，导致用药有很多顾忌，现在西医已经没有什么特别有效的办法，您与家人商量是否考虑再用中药治疗？虽然上次有药物过敏，但是可以调整一下药物再试试看。"王建立女儿思索后答应再用中药治疗。

2020 年 1 月 6 日 13：00，来医生结束门诊工作后到病房查看王建丽病情，王建丽全身细微抽动，不能自已，口中呻吟，呼之能应，双目上视，双瞳孔对光反射存在，病理反射（-），舌红，苔少，脉浮大而滑。来医生查看后考虑为阴虚风动，脾运不良，造成抽搐，应以养阴益气息风法治疗。考虑到患者曾有中药过敏，来医生告诉王建丽女儿："到药店买上好的西洋参，每天 50 克浓煎频服，口服药物以后，我再用针灸治疗，看是否能够缓解病情。"当天 15：30 王建丽女儿告诉来医生："西洋参已经给母亲口服了一部分，现在是否能扎针灸？"来医生带上针灸针来到王建丽病房，针刺醒脑三针，行太溪、三阴交补法，10 分钟后患者抽搐停止，能和女儿简单对话。王建丽女儿面露喜色："来医生，西洋参要服用多长时间？明天是否还需要针灸？"来医生说："如果没有过敏的话，西洋参连服 5 天，每天都是 50～100 克，不用按照 1 天 3 次或者 2 次，渴了就当水喝，最好把每天浓煎的药都喝完。我再给患者针灸 2 天。"

2020 年 1 月 11 日，来医生查房问王建丽和她女儿："现在怎么样了？还有抽动的情况吗？中药有没有过敏？"王建丽半坐在床上说："来医生，您的方法不错。吃这个药没有过敏，这 3 天已经不抽了。我现在缓过来了，

慢支感染上肢突痉挛，针药结合一日诸症消

咳嗽、喘憋也觉得比原来好点儿了，现在早上还想吃点儿东西了。我听我女儿说了那天的情况，真的是非常谢谢您。"来医生边听边查体，查体较前变化不大，但舌脉变化较大，舌淡红，苔少，脉细滑。王建丽女儿问："您的那个中药还接着那么吃吗？"来医生回答："您母亲的脉象已经平稳，中药再接着使用吧。"继续住院治疗10天后，王建丽病情好转出院。

来医生点评 1

什么是慢性支气管炎

我们平时最常听见的肺部疾病就是慢性支气管炎。它的医学定义为：气管、支气管黏膜及周围组织的慢性非特异性炎症，临床以咳嗽、咳痰、喘息为主要症状，连续2年或2年以上，每年发病持续3个月，但需要排除肺结核、肺脓肿、心功能不全、支气管扩张等疾患。

来医生点评 2

慢性支气管炎反复发作可引起什么并发症

1. **慢性阻塞性肺疾病**　呼吸道就像一个倒置的大树，气管、支气管、终末细支气管就像树干、树枝，肺泡就像连接在树干上的树叶，整个呼吸道都是类似管状的结构。气管的慢性炎症损害，会导致气管的支撑结构塌陷，造成部分管腔狭窄，呼吸道分泌的痰液排出不畅，肺泡壁逐渐像瘢痕一样增生，导致呼气不畅，可以导致慢性阻塞性肺气肿，可见咳嗽、咳痰、喘憋、胸壁隆起。

2. **支气管肺炎**　大树的树干、树枝坏掉了，与它们连接的树叶就不可能完好，气管的反复损害，也会累及肺泡，出现发热、咳嗽、咳痰增多，血常规可见白细胞、中性粒细胞增多，X线检查示双下肺野有斑点状、小片状阴影。

3. **支气管扩张**　气管的反复炎症损害，管腔或多或少变形，扩张或狭窄，扩张的气管呈囊柱状改变，可见咳嗽、咳大量脓痰、咳血，咳痰不畅时胸闷、全身症状明显，痰液呈黄绿色，高分辨率CT可见气管扩张征象。

慢性支气管炎应该怎么预防

慢性支气管炎长期反复发作，远期并发症比较重，那么，应该通过哪些方法来预防呢？我们可以通过避开诱发因素来控制慢性支气管炎发作。

1. 远离烟尘 吸烟、二手烟或灰尘都可诱发慢性支气管炎，对于慢性支气管炎患者，应当戒烟、远离二手烟，雾霾或大风天气要戴好口罩，做好防护。

2. 做好保暖，预防感冒 季节变化，容易引起感冒、鼻炎等呼吸道疾病，这些疾病容易引起慢性支气管炎的复发，所以，应随季节变化，适当增减衣物，防止感冒。

3. 积极治疗慢性咳嗽 儿童时期，容易患呼吸道疾病，部分儿童可以出现慢性咳嗽，此时家长应该注意，要积极治疗，防止急性支气管炎变为慢性支气管炎。

什么是呼吸操锻炼法

呼吸操锻炼能促进呼吸肌功能，不但可以促进慢性呼吸道疾病患者的康复，还可以强壮肺功能。步骤：先呼气，后吸气，吸气时横膈下降，腹部鼓起，呼气时横膈上升，腹部凹陷。呼气经口，将嘴收拢，像吹口哨的形式细细呼出；吸气经鼻，要深吸气，但不可用力。呼气比吸气时间长一些，约为2:1，呼吸速度每分钟8~10次。呼吸操的关键是将肺内的废气排出来，所以，呼气、吸气的时间比非常重要，千万不要弄颠倒了。

慢支心衰耐药咳喘甚，中药重剂一周可出院

2019年12月9日早晨，67岁的王国华（化名）觉得屋里空气不好，开了一会儿窗户通一下风，不一会儿就觉得浑身发冷，心里想："坏了，估计又要犯病。我刚出院没两天又得回去了，赶紧吃点儿感冒清热颗粒看能不能扛过去。"果不其然，当天13：20就开始鼻塞、流涕、咳嗽、喘憋，老伴儿拿来体温表一测，体温已经38.5℃了。因为王国华有慢性支气管炎、肺气肿，老伴儿比较担心王国华的身体，就收拾东西让王国华去办住院手续了。

办完住院手续后，王国华觉得嗓子像被人攥住了一样，喘不出来气。王国华问熟悉的主管医生："医生，我刚刚出院没几天，今天就又着凉了，咳嗽、喘，再给我想想办法吧，我的痰咯出不来，太难受了。"主管医生说："您这也太不小心了，您都知道您的病情……上一次有慢性支气管炎、右下肺膨胀不良、右侧胸腔积液、肺气肿、冠状动脉粥样硬化性心脏病、心律失常、2型糖尿病、高血压、脑梗死、胆囊结石、糖尿病周围血管病变，这么多疾病，住院的时候用过美罗培南、去甲万古霉素、氟康唑，好不容易才把感染控制住，您平常得多注意呀。"王国华老伴儿说："我就洗个毛巾的功夫，他就把窗户给打开了，没想到病情就加重了。您再给想想办法吧。"主管医生边查体边回答说："好的，您也别太紧张，先配合一下必要的检查，我们再想想办法，调整一下抗生素。"主管医生查完房后，给予抗感染、化痰、平喘治疗。

入院第2天，主管医生问王国华："今天怎么样了？比昨天好点儿了吗？"王国华有气无力地回答道："跟昨天比较感觉没什么变化，早上测体温38.5℃，还是咳嗽，咳白痰，不容易咯出来，憋气明显，床上翻个身憋气就会加重。"老伴儿补充道："昨天还有小便失禁，好几天没有大便了，排气也少，感觉肚子鼓起来了。"主管医生听完后，查体发现王国华双肺呼吸

音粗，双肺可闻及较多干、湿啰音及哮鸣音，腹软，腹部无压痛、无反跳痛，肠鸣音减弱。化验结果如下。

胸水彩超：右侧胸腔积液（少量，仰卧位液深 4.0cm）。

胸部 CT：慢性支气管炎伴右肺炎症，右下肺膨胀不良，右侧胸腔积液，胆囊结石。

血气分析：pH 7.35，$PaCO_2$ 61.0mmHg，PaO_2 74.0mmHg，Na^+ 130mmol/L，K^+ 4.6mmol/L，血糖（GLU）7.6mmol/L，碱剩余（BE）5.50mmol/L。

血常规：WBC 15.0×10^9/L，Hb 91g/L，PLT 276×10^9/L，淋巴细胞 0.059，中性粒细胞 0.833，RBC 3.08×10^{12}/L。

生化全项 + 降钙素原检测：ALT 5.2U/L，AST 20.0U/L，ALB 29.0g/L，血尿素氮（BUN）5.13mmol/L，肌酐（Cr）74.2μmol/L，hs - CRP 97.80mg/L，Na^+ 133.3mmol/L，K^+ 5.28mmol/L。

主管医生跟王国华说："我先安排护士给您灌肠，防止发生肠梗阻。"护士灌肠 30 分钟后王国华排出粪球 10 余枚。主管医生将抗生素调整为美罗培南、万古霉素，静脉滴注抗感染治疗。

2019 年 12 月 16 日，来医生再次查房问王国华："现在感觉怎么样？"王国华回答："我这一段时间反复发热，体温最高 38.8℃，还是咳嗽咳痰，痰白黏，不易咳出，喘憋。大便状况比原来好点儿了，1 天 2 次，就是现在总发热，浑身没有力气。"主管医生汇报："第一次痰培养加药敏提示多重耐药，抗生素没有可以选择的余地，第 2 次和第 3 次的痰培养还没有回来。目前用药，根据上次患者住院情况选择美罗培南联合万古霉素。"来医生听到这里跟王国华说："您也知道，您的病牵扯多种细菌感染，而且存在广泛的耐药性，现在可选择的药物不多，我想等第 2 次、第 3 次痰培养结果出来以后再调整抗生素。根据您现在的症状，感染控制比较差，我觉得可以加用中草药治疗，你看怎么样？"王国华说："中草药太难喝了，我实在是不想喝，如果没有别的办法，那我只能忍着喝下去试试看。"来医生查体：双肺呼吸音粗，双肺可闻及湿啰音，舌红、苔白略腻，脉浮滑数，考虑为痰热壅肺，治疗以清肺降气、化痰止嗽为主，方选苇茎汤合桑杏汤加减，具体处方如下。

桑白皮 10g	桑叶 10g	杏仁 10g	川贝母 10g
薏苡仁 40g	冬瓜子 40g	桃仁 10g	前胡 15g
枇杷叶 15g	芦根 40g	鱼腥草 40g	山豆根 6g
枳实 20g	瓜蒌 20g	赤芍 15g	桔梗 15g

7 剂，颗粒剂，水冲服，每日 1 剂

2019 年 12 月 19 日一大早，来医生来到病房查看王国华的病情。王国华看到来医生，一翻身坐起来说："来医生，我现在好多了，吃完药，周日的时候体温就不高了，咳嗽、咳痰也比原来顺畅多了，现在感觉很舒服。"来医生应到："病情好转了就行，再接着用一段时间的药。"经过 1 周的治疗后，王国华症状平稳，出院治疗。

2019 年 12 月 30 日，王国华外出买早点时再次着凉，发热 38.9℃，咳嗽、咳痰、喘憋并住院。王国华老伴儿直接找到来医生，来医生根据王国华发热、咳嗽、咳痰、口苦、大便干、喘憋的症状考虑少阳阳明合病，中药采用大柴胡汤加桂枝茯苓丸治疗，西药采用头孢噻肟钠舒巴坦钠抗感染、化痰平喘药物对症治疗，治疗 1 周后症状好转，患者出院。

> 来医生点评 1

慢性支气管炎常见的病原菌是什么

慢性支气管炎的病因尚不十分清楚，与吸烟、粉尘、免疫功能、年龄、气候及病原菌感染有关。病毒、细菌、支原体感染是慢性支气管炎发生发展的重要原因。其中，病毒以鼻病毒、腺病毒及呼吸道合胞病毒最为多见；细菌感染以流感嗜血杆菌、肺炎链球菌、甲型链球菌最多见。病毒和支原体感染的同时，可以合并细菌感染。感染、慢性支气管炎的继发感染与病情加剧密切相关。

慢性支气管炎急性期常用的治疗方法有哪些

急性发作期以对症治疗为主：①抗感染药物治疗，可选用喹诺酮类如左氧氟沙星、莫西沙星，大环内酯类抗生素如红霉素、阿奇霉素，β - 内酰胺类抗生素如青霉素、头孢菌素；②祛痰药可试用复方甘草合剂，也可加用祛痰药溴己新、盐酸氨溴索，干咳为主者可用镇咳药，如右美沙芬等；③解痉平喘，用氨茶碱，或用茶碱控释剂，或长效 $β_2$ 受体激动药加糖皮质激素吸入。

走出"慢性支气管炎需要长期使用抗生素"的误区

很多慢性支气管炎患者有个习惯，就是不管病情及症状怎样，认为有痰就是有感染，就需要长期使用抗生素。其实这是不对的，不合理地使用抗生素，会导致抗生素滥用，细菌产生耐药，使病情加重。事实上，如果痰液呈黄色，且大量增加，体温升高，实验室检查示白细胞计数增高，X 线检查发现炎症阴影时，才需要使用抗生素，且应足量足疗程。

中医怎么治疗慢性支气管炎

中医是根据临床症状对疾病命名的，根据慢性支气管炎的临床症状，中医将其归于咳嗽、喘证范畴。根据病因分为虚实两个方面，如风寒犯肺采用三拗汤、止嗽散、小青龙汤；风热犯肺采用桑菊饮加味；风燥犯肺采用桑杏汤加味；痰湿蕴肺采用二陈汤；痰热内蕴采用清气化痰丸、苇茎汤；肺气亏虚采用玉屏风散、沙参麦冬汤、黄芪汤、补肺汤；脾气亏虚采用六君子丸、苓桂术甘汤；肾气亏虚采用六味地黄丸、金匮肾气丸、金水六君煎。

什么是"冬病夏治"？为何适合慢性支气管炎患者

"冬病"就是在冬天容易发作的疾病，"夏治"就是在炎热的夏季，通

慢支心衰耐药咳喘甚，中药重剂一周可出院

过穴位、艾灸、贴敷等方法进行治疗。中医认为，冬季疾病的发作与人体自身阳气不足有关，正常情况下，人体之阳气"生于春，长于夏，收于秋，藏于冬"。当夏天时，尤其是三伏天，人体的阳气和自然界的阳气同时升发，气血充沛，在此时借助药物或经络治疗，能最大限度地祛除寒疾，减轻临床症状，令人体阳气充足，到冬季时则不易被寒邪所伤。

冬病夏治并不是适用于所有人，而是适用于体质虚寒的人，这类人群的常见表现：手脚冰凉、畏寒喜暖、身体虚弱、抵抗力差、不抗寒冷、乏力易困、入冬病情易加重或反复等。

慢性支气管炎患者长期反复发作会导致肺脾不足，日久及肾，出现肺气不足、脾阳不振、肾阳亏虚、水液代谢失常，可形成水湿、痰饮，此为阴邪，更伤阳气，使肺、脾、肾功能失调，与三脏相关的卫气受损，出现卫气不足不能抗邪于外。冬季人体阳气更弱，导致疾病加重，病情反复。

湿疹足部溃疡已数载，养血活血一周溃疡愈

　　2018 年 10 月，北京的天气已经开始转凉，这是北京一年中天气较好的时候，但 46 岁的王秀丽（化名）却怎么也高兴不起来，因为自己右脚上的湿疹又加重了。听别人介绍说来医生看病不错，下午就早早地赶到医院挂号，刚开始挂号 3 分钟，自己拿到的号却已经是 34 号，王秀丽心里就更烦躁了，但是没有办法，只能耐心等待。等叫到自己的时候，王秀丽说："来医生，我听别人介绍说您看病不错，您帮我看看我的脚用中药能治吗？"说完后王秀丽把右脚露了出来，来医生一看，倒吸一口凉气，右脚背局部皮肤颜色发黑大约有 4cm×4cm，中间可见 1cm×1.5cm 的较深溃疡，可见筋膜，皮损周围高度水肿。看到这里，来医生问："您这个病这么严重，都到哪里看过，皮肤科确诊了没有？"王秀丽说："这两年我看过很多的皮肤病医院，都说是湿疹，西药、中药用了一大堆，一会儿好一会儿坏，每年秋天的时候就厉害，怎么治都没有好转。今天到您这儿来试一试。"听到这儿，来医生就问："除了这个，您还有没有什么别的症状？"王秀丽回答："我平常就是有点儿便秘，3 天排 1 次大便，但不是很干燥，感觉腹胀，急躁易怒，容易生气，身上怕冷，食欲、睡眠都可以，小便也正常，月经不规律，平常有推迟，经期 5 天，刚开始来月经的时候，小肚子会觉得坠胀，平常有血块，月经第 3 天就没有什么症状了。现在月经刚过去。"来医生听到这里微笑着说："您对中医问诊还挺熟悉的，一下就把要问的全都说完了。"王秀丽笑着说："我都看了很多医生了，问的这些内容我都熟悉。"来医生查看王秀丽舌脉：舌淡、苔薄白，脉弦细。给予如下处方。

柴胡 10g	当归 30g	白芍 10g	茯苓 15g
麸炒白术 30g	生黄芪 30g	附子 15g	建神曲 15g
炒麦芽 15g	鸡内金 15g	麸炒枳实 10g	厚朴 10g

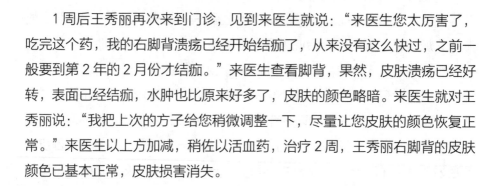

酒肉苁蓉 15g　　郁金 10g　　　牡丹皮 10g　　金银花 15g

桂枝 10g

7 剂，颗粒剂，水冲服

1 周后王秀丽再次来到门诊，见到来医生就说："来医生您太厉害了，吃完这个药，我的右脚背溃疡已经开始结痂了，从来没有这么快过，之前一般要到第 2 年的 2 月份才结痂。"来医生查看脚背，果然，皮肤溃疡已经好转，表面已经结痂，水肿也比原来好多了，皮肤的颜色略暗。来医生就对王秀丽说："我把上次的方子给您稍微调整一下，尽量让您皮肤的颜色恢复正常。"来医生以上方加减，稍佐以活血药，治疗 2 周，王秀丽右脚背的皮肤颜色已基本正常，皮肤损害消失。

来医生点评 1

什么是湿疹

相信很多人听过湿疹这个词，但是让具体说什么是湿疹，可能大多数人不太清楚。湿疹是一种由多种因素引起的瘙痒剧烈的皮肤炎症反应，也被很多人称为皮炎湿疹。本病可以发生于任何季节、任何年龄、任何部位，其皮肤损害表现为对称分布人体两侧，具有一定渗出性的红斑、丘疹、水疱，皮肤损害处可剧烈瘙痒，反复发作，容易演变为慢性湿疹，慢性化时皮肤损害以苔藓样变为主。

来医生点评 2

湿疹的常见原因有哪些

遗传因素
消化系统疾病
内分泌失调
新陈代谢疾病

微生物感染
如金黄色葡萄球菌、
马拉色菌、气源性真
菌如分枝孢霉、
产黄青霉、黑曲霉

精神过度紧张
过度劳累
严重失眠
情绪变化

湿疹
原因

饮食因素
如糖精、醋酸、
枸橼酸、香精、
合成染料等

其他因素
如日光、紫外线、寒
冷、潮湿、干燥、摩
擦等物理因素

药物因素
是导致湿疹型药疹的
最主要原因

来医生点评 3

湿疹会传染吗

　　湿疹造成的皮肤损害因为外观不好看，很多人看到会敬而远之，担心患者会将此疾病传染给自己。湿疹相当于过敏性疾病，其发生取决于人体当时的身体状态，与人体的免疫功能状态有关，与患者的皮肤接触刺激性物质有关，不具有传染性。

来医生点评 4

现代医学怎么治疗湿疹

　　现代医学治疗湿疹的目标是控制症状、减少复发、提高患者生活质量。治疗包括以下几个方面。

　　1. 健康教育　寻找生活中常见的刺激因素，如食物、环境、精神心理状态、皮肤接触物及劳累，避免这些刺激因素使病情加重。

　　2. 局部治疗　常用的药物有炉甘石洗剂、糖皮质激素乳膏或凝胶、氧

湿疹足部溃疡已数载，养血活血一周溃疡愈

化锌油剂。合并细菌感染时，多联合选用各种抗生素、化学性抗菌药物的外用制剂。

3. 抗组胺药　根据患者情况，选择适当的抗组胺药止痒抗炎。

4. 紫外线疗法　对于慢性顽固性湿疹，可以采用紫外线疗法，包括 UVA1（340～400nm）照射、UVA/UVB 照射及窄谱 UVB（310～315nm）照射。

来医生点评 5

湿疹患者饮食应注意什么

1. 忌食辛辣刺激性食物，如辣椒、胡椒粉、芥末、生葱、生蒜、白酒等，这些食物可影响身体内分泌，使皮肤瘙痒加重。

2. 忌食油腻食物及甜食，如油炸食品、动物脂肪、奶油、巧克力等食物，这类食物摄入过多会促进皮脂腺的分泌，使病情加重。

3. 忌食海产品，如带鱼、黄鱼、鲳鱼、蚌肉、虾、螃蟹等水产品，这些食物容易引起过敏，中医认为属"发物"，可使湿疹加重。

4. 避免烟、酒刺激，烟和酒可以加重内分泌失调和胃肠道负担。

5. 食用清淡健康的食物，多吃新鲜蔬菜、水果以及富含维生素的食物。

来医生点评 6

中医治疗湿疹的方法有哪些

中医治疗湿疹大致有中药口服、中药局部外用、针灸、火罐等治疗方法。中医认为，湿疹大部分为风、湿、热三种邪气阻滞于肌肤所致，所以治疗主要是清热、祛风、除湿，根据患者的身体、疾病情况及工作状况，采用个体化的应用原则，选择相应的中医手段进行治疗。

后背疼痛半年查未尽，中药行气止痛效能夸

2019 年 10 月 31 日上午，北京天气晴朗，64 岁的赖清山（化名）穿着厚羽绒服、弯着身子走进了来医生的诊室，见到来医生就说："来医生，我的后背持续疼痛已经 6 个月了，做了很多检查，普遍说是骨质的问题，也吃了很多药，做了一些理疗，但疼痛还是那样。您帮我看看，我这是怎么了？"听到这里，来医生说："您后背痛，应该属于骨科呀，后背哪个位置痛？什么样的疼痛？还有没有别的什么症状？"赖清山转过身子指着后背说："从脖子以下到腰以上，后脊柱骨都疼，持续性疼痛，如果压点儿东西疼痛会更加严重。这个位置遇到冷风的时候疼得会比较明显，还有头晕、头胀，左手有点儿麻木、针刺的感觉。大、小便正常。我也觉得属于骨科，但看了很多家医院的骨科，效果不佳。"说着赖清山拿出了一沓影像检查资料。来医生查看了相应的检查结果。

胸椎 MRI：胸椎骨质增生，骨质疏松，椎体小血管瘤。

头部 CT：脑萎缩。

头颅血管造影（CTA）：高阻抗血流信号，颈动脉不均匀增厚。

胃镜：慢性萎缩性胃炎（CAG）伴小肠上皮细胞化生。

腹部 CT：肝内血管瘤。

风湿免疫、生化：（-）。

来医生看完后说："我给您用一些中药试试看，虽然我不擅长骨科，但我对疼痛治疗还是有一定经验的。"经诊察，患者舌淡苔薄白略腻，脉弦滑。来医生开具处方如下。

石菖蒲 30g	远志 10g	鸡血藤 30g	建神曲 15g
炒麦芽 15g	鸡内金 10g	当归 30g	川芎 30g
三七 3g	白扁豆 30g	醋香附 10g	黄连 6g

麸炒苍术 12g　　茯苓 30g　　竹茹 10g　　广藿香 15g

太子参 15g　　桑寄生 30g　　狗脊 12g　　全蝎 3g

蜈蚣 3g

7剂，水煎服，每日 2次

1周后，赖清山轻松地走进了来医生诊室，说道："我吃完您的中药效果不错，疼痛减轻了很多，怕冷、怕压的症状也减轻了。"来医生听到这里后问："如果您原来疼痛有 10分的话，现在有几分？还有没有别的什么症状？"赖清山回答："我现在疼痛也就三四分的样子，比原来好多了。现在也没有什么别的症状了。您再给我治疗一下，尽量能够让疼痛完全消失。"来医生根据赖清山的舌脉对上次药物进行调整，治疗 1周。2周后随访，赖清山告诉来医生疼痛已经完全消失。

来医生点评 1

后背痛的常见原因是什么

说起后背痛，大家会觉得太常见了，可能会说："工作后，谁还没有个腰酸背痛呀！"但如果问后背痛与哪些疾病有关，大部分人可能就答不上来了。其实，很多疾病会引起后背疼痛，盲目地扛着是不对的，下面就让我们一起了解一下后背痛的原因吧。

1. **颈椎病**　颈椎有 1～7节，当第 4、5、6节颈椎发生退行性改变时，脊神经受压，会出现相应神经支配的后背肌肉疼痛、上肢无力、手指发麻、头晕、恶心，甚至视物模糊等症状。

2. **长期不良习惯**　不正确的颈部运动，长期保持一种不正确的姿势或睡觉时姿势不正确，会导致背部肌肉拉伤和脊柱小关节错位，出现颈部、后背部酸痛的情况。

3. **风湿病**　为自身免疫性疾病，起病缓，病程长，可导致关节、骨骼、肌肉的疼痛甚至活动不利，天气阴冷，季节变化，病情可加重。

4. 肩周炎 在大多数人的印象里，肩周炎只会引起肩关节疼痛及活动不利。其实，随着疾病的进展，疼痛范围会不断扩大，部分患者甚至出现后背疼痛。

5. 强直性脊柱炎 患者会出现慢性持续性后背痛，晨起时后背和腰部僵硬，活动后好转，容易疲劳，棘突压痛阳性，后期可出现肌肉萎缩，甚至驼背畸形，行走时出现特殊的姿势。

6. 胸椎疾病 胸椎的外伤性骨折、结核、肿瘤等疾病均会造成后背部疼痛，通过 CT 或 MRI 检查能够发现。

7. 消化系统疾病 如胆绞痛、胰腺疾病、胃及十二指肠肿瘤等，也可引起肩背部疼痛，一般与饮食有关系，多为阵发性剧烈疼痛，通过询问病史、症状可简单进行判断。

8. 心血管疾病 多见于中老年人，活动、暴怒或受寒后出现心前区不适，不典型者可见后背部疼痛不适，查心电图、心肌酶可见异常变化。一般通过心脏病病史、症状、查体及检查可以明确诊断。

9. 肿瘤转移 一般见于有肿瘤病史患者，转移至骨骼后导致剧烈疼痛，不能忍受，伴有活动受限。多有明确的病史，依据症状表现、检查结果可以明确诊断。

来医生点评 2

颈背痛的常见治疗方法有哪些

1. 药物局部治疗 现代医学治疗多采用缓解症状、消除疼痛的药物。中医膏药具有祛风除湿、温经通络、活血止痛等作用，局部应用后可产生长期持续、缓慢释放药效及局部治疗的作用，而且膏药具有无痛苦、安全便捷、疗效肯定的优点。

2. 封闭疗法 疼痛部位局部注射麻醉药及激素类药物，以消除炎症、缓解疼痛，也有部分学者在治疗中联合应用中药注射剂进行封闭治疗来增强作用，但是如果操作不当或出现激素的不良反应，可能会导致感染，引起脓肿、坏死和窦道。

3. 对抗疗法 以自我锻炼为主，主要目的在于防止肩关节粘连、肌肉萎缩，恢复健康。

来医生点评 3

日常生活中，腰背痛应该怎样预防

1. **家庭生活中的预防**　对于腰背部关节损伤的患者，要避免弯腰取重物，如弯腰搬水桶、弯腰抱小孩等。

2. **加强肌肉锻炼**　加强腰背肌肉锻炼，如小燕飞、弓桥式锻炼。这些锻炼方法可以增强腰背肌肉的力量，减轻腰背酸痛的症状，对于椎间盘突出症尚有一定的治疗作用。

3. **保持正常体重**　体重过重不仅会增加椎体的负担，还会压迫背部肌肉，出现慢性背痛问题。

4. **身姿正确**　避免长时间伏案工作、用电脑、开车等，减轻背部肌肉张力，适当休息活动。

来医生点评 4

缓解肩背酸痛的日常小妙招有哪些

提捏肩井穴：将手自然放在肩井穴上，拇指在肩井穴后，其余 4 指在前，缓缓向上做提捏动作，10 次为 1 组，每日 3 组即可，也可以从颈部至肩部向上做提捏动作，可以改善经络气血循环，放松肌肉。

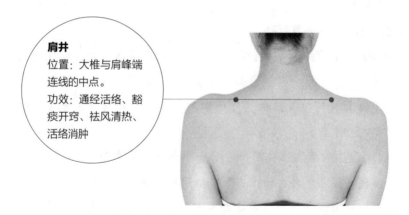

肩井
位置：大椎与肩峰端连线的中点。
功效：通经活络、豁痰开窍、祛风清热、活络消肿

按摩背部：在家中平趴在床上，暴露后背部，嘱家人用拇指沿脊柱两侧旁开 2 ~ 4cm，从上往下缓缓点、按、揉，每日 1 次，每次 5 组即可，注意不要压在脊柱上。

中医治疗肩背痛的常用方法有哪些

中医认为，疼痛为经络不通或经络失荣所致，药物治疗和外治法均基于此理论，其中外治法内容丰富，能迅速减轻临床症状，无不良反应，深受广大患者喜爱。大部分肌肉疼痛或小关节错位可通过内治法或外治法而得到改善，对于一些临床症状较重的疼痛，需要内外结合治疗。

常用外治法：中医外治法治疗肩背痛的方式很多，如红外照射、针刺、艾灸、推拿、膏药外用、中药药物离子导入等，通过这些方法可以起到疏通经络气血、缓解疼痛的作用。

内治法思路：巡行在肩背部的经络有督脉、足太阳膀胱经、手太阳小肠经，所以肩背部的疼痛不适与这三条经络密不可分。如风、寒、湿邪侵犯人体，可导致经络不畅，治疗以祛风散寒、祛风除湿为主，方药如葛根汤、桂枝加葛根汤、羌活胜湿汤；如果肝肾亏虚、气血不足，多采用滋补肝肾、益气养血通脉的治法，如独活寄生汤；如果气血瘀滞日久，多采用活血化瘀的治法，如疼痛三两三类方、血府逐瘀汤或在方剂中加入虫类药物搜剔经络。

反酸烧心反食近一年，疏肝和胃一周症减半

2019年8月的某天傍晚，河北省三河市天气晴朗，56岁的王庆霞（化名）刚做完生意回到家中，感觉肚子有点儿饿，就想做点儿吃的，刚打开冰箱门就觉得胃里反酸、烧心（胃灼热）得厉害，心里想："我这个病又要犯了，还是去北京看看吧，顺便能去看看在北京上大学的女儿。"想到这里，王庆霞就给女儿打了电话："我明天去北京看病，你有什么要带的吗？"王秋霞女儿说："妈，您的胃病又犯了，每次都找西医看，这次来北京找个中医看一看吧，我听说有的胃食管反流病中医治疗比西医好，我在北京的同学给我推荐了来医生，您去找找他吧，我帮您电话预约……"

第2天，王庆霞从河北赶到北京，来到了来医生的门诊，看到患者围在诊室外，从门外看到年轻的来医生，心里想："这个医生这么年轻，不知道水平怎么样？不过看着患者还挺多的，应该不会太差。"王庆霞心里胡思乱想的时候，听到呼叫器叫自己的名字，就赶紧走进诊室。王庆霞说："来医生，我1年前老觉得嗓子里有东西，胃里反酸、烧心（胃灼热），就害怕得肿瘤，在老家和北京的医院做了检查，诊断是非糜烂性胃食管反流病，吃过奥美拉唑、泮托拉唑、雷贝拉唑、艾司奥美拉唑镁肠溶片、莫沙必利，效果不好。刚开始看消化科，后来医生还给我推荐了精神心理科，说我有轻度的抑郁症，用过抗抑郁药治疗，越用越难受，我女儿就想让我来找中医看看。"来医生听到这里，说："除了这些症状，你还有别的什么症状吗？做过什么检查？"王庆霞边拿化验检查单边说："我嘴里老是发酸、发苦，还有口干，有时候有点儿胸疼，嗓子老觉得有黏痰，但吐不出来，食欲可以，睡眠差，小便正常，大便干结，3～4天1次。"王庆霞的化验检查结果如下。

胃镜：慢性浅表性胃炎。

24小时食管pH监测：发现pH≤4的总反流为138次，pH≤4持续5分钟以上的反流为12次，最长反流时间为73.7分钟（正常值<9.2），

DeMeester 记分分别为 92.23（正常值 <14.72），其中有一次反流出现后背酸痛症状。

食管测压报告：上食管括约肌静息压低于正常，食管体部远段压力低于正常，上段无蠕动波，但食管下括约肌（LES）静息压正常。

颈椎 X 线片示：颈椎病。

来医生查看王庆霞舌脉：舌红苔薄黄，脉弦滑数有力。来医生说："你这个病治疗起来不是很难，病情也不是很重，你不必担心，用中药治疗一段时间，应该能够缓解你的症状。平时注意别吃辛辣刺激的食物，尽量避免劳累生气。"王庆霞问："我如果用您的药，西药还需要吃吗？"来医生回答："你现在用了很多的制酸药，效果不好，那就把西药停下来，单纯用中药治疗。尽量用最少的药治疗疾病。"说完后，来医生开出处方，具体如下。

北柴胡 10g	当归 10g	白芍 10g	陈皮 10g
枳壳 10g	香附 10g	苏梗 10g	浙贝母 10g
黄连 6g	吴茱萸 3g	生石膏 30g	知母 6g
枳实 20g	瓜蒌 20g	姜厚朴 15g	清半夏 9g
郁金 10g	合欢皮 10g		

7 剂，颗粒剂，水冲服，每日 1 剂

1 周后复诊，王庆霞高兴地对来医生说："吃完您的药以后，我的症状减轻了很多，原来每天都反酸、烧心（胃灼热），持续的时间还特别长。现在 2～3 天反酸、烧心（胃灼热）1 次，心情也比原来好了很多，想不到中药见效也挺快的。"来医生笑着说："中药其实对于一些疾病效果还是不错的，见效速度并不比西药慢。我把上次的药再调整一下，如果吃着感觉还行，直接在当地抓药，省得来回跑了。"来医生调整生石膏为 40g，7 剂，颗粒剂，水冲服，每日 1 剂。

半年后女儿就诊时告诉来医生，其母亲吃完药后，在三河市再次拿药治疗 1 周，症状完全消失，这半年来一切正常。

来医生点评 1

胃食管反流病是怎么引起的？有哪些表现

经常有反酸、胃灼热的患者到门诊就诊，可谓男女、长幼各类人群均可患此病。反酸、胃灼热，是胃分泌胃酸过多或胃酸"串门"进入食管所致。当精神紧张、过度疲劳、情绪不佳、饮食不当时，大脑这个总司令不能约束胃酸分泌，会引起很多疾病。

胃酸具有很强的酸性，正是这个"酸"度，才能够杀死病菌，只有这个"酸"度，胃蛋白酶这个"三好工人"才能好好地干活——消化食物。当胃酸不能规规矩矩地待在胃里，逆流而上，跑到食管里时，会使食管成为第一受害者，导致第一个疾病——胃食管反流病。胃食管反流常表现为反酸、胃灼热、胸骨后疼痛，甚至进食困难。如果胃酸继续向上，就会让咽喉、呼吸系统成为第2、第3受害者，导致反流性咽炎、反流性咳嗽、反流性哮喘等，出现反复咽痛、咽干、咳嗽、哮喘发作。

胃食管反流病还有其他症状：咽部异物感、慢性咳嗽、中耳炎、鼻窦炎、咽喉炎、龋齿、肺纤维化、声音嘶哑、吸入性肺炎。

胃食管反流病

反酸、胃灼热	慢性咳嗽
胸骨后痛	支气管哮喘
咽喉异物	肺纤维化
鼻窦炎	慢性咽炎
中耳炎	声音嘶哑

来医生点评 2

胃食管反流病靠什么进行诊断

反酸、胃灼热、胸痛、咽干、声音嘶哑、咳嗽、哮喘，可千万别小瞧这些症状。

当有上述症状时，怎么判定就是胃食管反流病呢？胃酸进入食管引起了胃食管反流病，只要弄清楚是不是胃的内容物跑到食管里来了，就可以真相大白了。胃酸逆流而上，我们需要一个探测器在食管与胃连接处"守株待兔"，测算一下胃酸反流的时间、次数，另外，还可以评价一下食管与胃连接处这个守门员有没有偷懒，是否称职，这两个严肃又高冷的裁判就是食管24小时 pH 监测和高分辨率食管测压。前面我们说到过胃酸具有很强的酸度，一部分患者的食管就被胃酸"消化掉"了，如果要了解食管的受伤状态，那么就需要消化道的千里眼——内镜，通过这个千里眼，医生不会放过一丝一毫的食管损害。

来医生点评 3

怎么打好胃食管反流病的阻击战

得了胃食管反流病，针对胃酸侵犯食管的原因，现代医学使用 3 种"战略"：内部渗透、根本瓦解和限制出境。

内部渗透，就是服用抗酸药，吃下去后具有中和胃酸的功能，理论上很完美，但是现实却有点儿残酷，因为胃酸也具有非常强的反渗透、反中和能力，所以，这类药物往往作用时间非常短暂，只是在临时控制症状的时候有效。

根本瓦解，就是从根源上限制胃酸的分泌，瓦解胃酸的战斗力，常用的是抑酸药，其中最常用的是各种拉唑类药物。使用抑酸药后，胃酸恢复再次侵犯食管需要的时间比较长，因此抑酸药治疗效果比较好，广获赞誉，可谓"杰出青年"。但是，这个"杰出青年"近期也受到了质疑。我们都知道，胃酸正常情况下是人体的盟友，并不是敌人，那么，过多地抑制盟友，会不会削弱人体的抵抗力呢？答案是肯定的，抑制胃酸会削弱人体对食物细菌的抵抗力，减少了部分营养物质的吸收，可造成骨质疏松和继发感染等。所以，专家提出按需治疗是关键。

限制出境，就是在胃与食管连接处增加关卡，限制胃酸逆流而上，主要包括内镜下和腔镜下手术治疗。

反酸烧心反食近一年，疏肝和胃一周症减半

来医生点评 4

面对胃食管反流病中医怎么办

得了胃食管反流病，千万不要忘了中医。胃酸对食管的损害，可形象地理解为：①如果食管、胃本来就是一匹体质不好的瘦马，随着年龄的增长，这匹瘦马不能维持正常的工作，食管、胃罢工，不对胃酸进行清除，不将食物传送，造成反酸，中医称为"虚"证；②如果食管、胃本来是一匹体质健壮的好马，但是长期饱食喝酒，得不到休息，或者大脑这个总司令不停地给他气受，这匹良驹思想上想不通，有苦说不出，罢工了，中医称为"实"证。那么，中医可以通过针灸、中药、按摩等方法，对这匹良驹进行减少工作量、消除心理障碍、改善工作环境等精心调理，达到标本兼治、虚实并重、改善症状、减少复发进而治愈的目的。

反酸烧心手术已数载，经方治疗难治反流病

　　2019 年 5 月 17 日上午，北京天气晴朗炎热，金兰叶（化名）送孙子上学回家后，觉得嗓子里有一口酸水，马上就出现胸闷憋气的症状，休息了一会儿不能缓解，觉得喘不上气来，心里想："恐怕是我的胃食管反流病又犯了，还是打电话跟儿子说送我去医院住院治疗吧。"想到这里，金兰叶赶紧给儿子打电话。

　　到了医院后，接诊大夫看到瘦弱的金兰叶喘着粗气被人搀扶着进入病房，表情十分痛苦，赶紧让护士安排床位。等安排妥当后，金兰叶告诉接诊大夫："我这个反酸、烧心（胃灼热）有 14 年了，最近 3 个月比较厉害，还有恶心、呕吐，曾经在某医院诊断为胃食管反流病。做过食管裂孔疝缝合术、食管裂孔疝修补术加胃底折叠术、食管裂孔疝修补修复手术，每次手术后能好转 1 年，1 年后症状就会反复。今天早上送孩子后回家就反酸、烧心，觉得酸水一下到气管里了，一下就憋气得厉害，这就赶紧到医院来诊治。"金兰叶儿子补充说："我妈妈得这个病受了很多罪，做过 3 次手术，有一次手术还遇到紧急情况，这个病让她的体重减轻了 20 多斤，这是她上一次的诊断证明。"接诊大夫接过诊断证明一看，疾病有 10 多种：干燥综合征、雷诺病、多发性脑梗死、肺气肿、冠状动脉粥样硬化性心脏病、心律失常、房室传导阻滞、神经根型颈椎病等。了解完病史、查体后，接诊医生给予制酸、保护胃黏膜、解痉、平喘治疗。

　　住院 3 天后，来医生查房时，金兰叶说道："现在咳嗽、喘憋症状好转了，反酸、烧心每天发作得还很频繁，这个症状缓解不明显。食管有烧灼感，胃疼、胃胀满，现在还吃不了饭，吃完饭以后容易呕吐，呕吐食物中有时可见咖啡样物。心里还一阵阵慌，胸闷气短，躺平了以后症状会加重，手脚怕冷，就好像比别人差一个季节。腿部肌肉有时候会哆嗦。口干、眼干，不想喝水，喝完水后还容易吐。排尿不畅，大便量少质稀，时有大便失

禁。"听到这些复杂的症状，来医生紧锁眉头，查体：舌质暗红、无苔，舌有裂纹，脉弦细无力；双肺呼吸音略低，伴有哮鸣音，左季肋部可见一斜行15cm手术瘢痕。翻阅患者既往的手术检查后，来医生问主管医生："金兰叶住院治疗后症状缓解了多少？"主管医生回答："我们现在把最好的制酸药药量用到最大，效果仍然不好。促进胃肠动力药口服以后效果不明显，请风湿免疫科会诊后，同意目前诊断，治疗无特殊调整。"来医生看着虚弱的金兰叶说："我想采用中药治疗，现在你吃饭、喝水都困难，我给你开的中药慢慢喝，尽量每天把一天的药量喝完，喝不完也没关系，一次能喝多少就喝多少，尽量别呛着。"金兰叶面露难色地说："好吧，来医生，我尽量配合。"来医生思索了很久，根据中医辨证，以健脾温肾为主，采用真武汤合五苓散治疗，方药如下。

制附子 6g	白芍 10g	白术 10g	干姜 8g
茯苓 15g	泽泻 10g	桂枝 6g	

5 剂，颗粒剂，水冲服，每日 1 剂

2019 年 5 月 25 日上午，来医生再次查房，金兰叶看到来医生，高兴地从病床上坐起来说："来医生，您的中药不错，第 1 天喝的药虽然比较少，但是第 2 天就觉得胃里比较舒服。吃药 3 天后，我反酸、烧心（胃灼热）的症状减轻了，就想吃点儿东西了，不怎么恶心、呕吐了。胸闷、气短、乏力都减轻了，怕冷稍有缓解，大便还和前几天一样，时有稀水样便，急迫，每日 1~3 次，睡眠差。我觉得管点儿用了，我对您有信心。"来医生听到这里心里很是高兴，对金兰叶说："您这个病我想了很长时间，才决定用温阳的方法。这种方法在胃食管反流病很少应用，如果用得不好，症状会加重。这个方子药很少也很便宜，为了您这个病我前后想了很多次，看起来辨证用药还是选对了，有效就行。我再给您调整一下。"金兰叶舌质暗红少苔，舌有裂纹，脉弦细。来医生考虑肾气亏虚，虚火上炎，治当益气温肾和胃为法，方药如下。

泽泻 6g	桂枝 10g	制附子 10g	白芍 15g
白术 10g	干姜 8g	茯苓 15g	黄芪 10g
党参 15g	升麻 6g	葛根 6g	酒白芍 10g

7剂，颗粒剂，水冲服，每日1剂

2019年6月2日，金兰叶步行到医生办公室找来医生，看到来医生后说："看到您我就踏实了，我还在病房一直等着您查房呢，我还怕您今天不来，我的中药已经吃完了，症状好了很多，我现在已经能吃饭了。"来医生看到精神状态好转的金兰叶，就跟同事们说："她这个变化真的挺大，现在都能自己吃饭了，精神头比原来住院的时候明显好多了。再看看她还有什么症状，咱们再调中药。"金兰叶听到这里赶紧说："我现在偶尔有反酸，胃胀缓解，食后加重。畏寒喜暖，小腹坠胀，口干，睡眠差，小便可，大便每日3次，稀水样便。对了，有时候腰腿疼痛。"来医生听完后说："我觉得还是像水饮，咱们再接着用张仲景《伤寒论》中的方剂吧。"来医生看到金兰叶舌脉已经有变化，舌淡红、无苔，脉弦细，考虑阳虚水犯，予附子理中丸加减，方药如下。

| 制附子 15g | 人参 20g | 炒白术 15g | 干姜 10g |
| 炙甘草 6g | | | |

7剂，颗粒剂，水冲服，每日1剂

治疗5天后，金兰叶症状好转，带药出院。门诊间断用药维持治疗。

来医生点评 1

胃食管反流病与什么有关

前面已经讲到，本病发生与饮食、心理关系密切，具体来讲，什么样的人群容易患这个病呢？答案：①中老年人，本病发生与年龄有关，年龄越大发病率越高；②男性，本病患者中，男性比例高于女性；③肥胖人群，肥胖患者发病率明显较高；④吸烟人群，经常吸烟的患者，发病率明显高于不吸烟者；⑤饮酒人群，大量饮酒可以造成胃食管反流病发作；⑥裂孔疝患者，随着年龄的增长，平滑肌松弛，造成食管裂孔疝的形成，食管与胃交界处的压力降低，可导致胃食管反流病；⑦长期腹内压增高的人群，如妊娠、慢性便秘、慢性咳嗽等均可导致腹腔压力增高，使胃内压加重，导致胃食管反流病的发生；⑧精神、心理压力过大的人群，有研究表明，长期郁郁寡欢、生活压力沉重、精神过度紧张与胃食管反流病关系较大。

来医生点评 2

什么是难治性胃食管反流病

据统计，随着质子泵抑制剂（PPI，如奥美拉唑、泮托拉唑、雷贝拉唑、艾司奥美拉唑）的广泛使用，胃食管反流病症状缓解率达到了85%。但是在大规模临床应用后发现，10%~40%的患者临床症状改善不佳，于是有人提出了难治性胃食管反流病的概念。目前，大部分学者认为，难治性胃食管反流病是指标准剂量PPI治疗8周后，反酸、胃灼热等反流症状完全无缓解或仅部分缓解的胃食管反流病。

来医生点评 3

什么原因导致 PPI 治疗难治性胃食管反流病效果差

PPI制剂对大部分胃食管反流病有效，但是部分患者治疗效果不佳，原因包括以下几个方面：①服药依从性差，如患者未按照规定的药物剂量和服药方法进行服药，导致药物浓度不够，抑酸不充分，致使效果差；另外有一部分患者属于对PPI药物代谢比较快的人群，医学称为快代谢型，导致药物浓度下降较快；②非胃酸反流，部分患者的反流，并非是胃酸反流，所以使用PPI药物来抑制胃酸分泌，效果不佳；③食管动力异常，正常情况下，食管可以自上向下蠕动，帮助反流入食管的胃酸和食物进入胃内，减轻食管损害，当食管动力异常时，可导致本病发生；④食管敏感性增高，食管对胃酸反流有一定的耐受度，在这个耐受度之内的胃酸反流，食管无损害且没有临床症状，当食管的耐受度下降，敏感性增加后，正常的胃酸反流也会引发胃食管反流病的症状；⑤胃排空能力下降，胃排空正常时间为 4~6 小时，当胃动力下降或异常时，胃内食物排空异常，食物反流的概率增大，导致胃食管反流病的发生；⑥精神、心理因素可引起动力异常、敏感性增高、胆汁反流等，加重胃食管反流病的发生。

难治性胃食管反流病的中医治疗策略

难治性胃食管反流病的中医病机不外寒、热，寒热胶结；虚、实，虚实夹杂。治疗以温中益气健脾、清热和胃、辛开苦降、扶正祛邪为基本大法，常用方剂有香砂六君丸、理中丸、左金丸、半夏泻心汤、四逆散、温胆汤、柴胡桂枝干姜汤、旋覆代赭石汤。这些方剂经过研究，能改善胃、食管动力，降低内脏敏感性，降低焦虑抑郁评分，对改善胃食管反流病的临床症状具有较好的作用。

本例患者，老年女性，气阴亏虚日久损及真阳，心、脾、肾受累，阳气不能达于四末，可见手足不温、畏寒肢冷、心悸、失眠、气短、乏力、头晕；阳气不足，胃失温煦和降，故见反酸、胃灼热、嗳气、恶心、呕吐；肾阳虚不能温化水湿，津液不能上承，故见口干、眼干、胸骨后灼痛、舌红少苔；肾阳不足，固摄大便失司，故时有大便失禁；病久入络，可见舌暗。所以，治疗以温阳而固其用为主。

胃食管反流病患者应该注意什么

❖ 避免进食刺激、油腻的食物：如咖啡、巧克力、奶油、酒、油炸食物、肥腻食物的过多摄入，可以使食管下括约肌的松弛加重，使胃排空异常加重，导致反流发生，所以应该避免。

❖ 避免饮食过饱：饮食以 7 分饱为度，过度饱食会使胃负担加重，宜少量多餐。

❖ 戒烟和减肥：吸烟、肥胖的人更容易发生胃食管反流病，所以应该戒烟和减肥。

❖ 减少增加腹内压的习惯：不宜穿紧身的衣服以及束腰的衣服，减少弯腰的动作，避免腹内压力过高而增加反流。

❖ 避免使用降低食管下端括约肌肌力的药物：安定类、硝苯地平、硝酸异山梨酯等药物会降低食管下端括约肌肌力，需要寻求医生帮助，更换药物。

❖ 保持心情舒畅：胃食管反流病的发生与心理因素相关，心情愉悦可以避免部分食管、胃动力异常及敏感性增高。

❖ 垫高床头：胃食管反流病患者，睡觉的时候把床头垫高一点儿，垫高10～15cm即可。注意是床头，不是枕头，让床形成一个小斜坡，利用重力作用，减轻反流。

不明原因腹痛数十载，行气活血一周症状消

2019 年 7 月的某天上午，北京天气炎热，80 岁的郑霞（化名）吃完饭后，觉得腹痛难忍，就赶紧喊来保姆说："我的肚子又开始疼了，疼得比原来还厉害，把我的医保卡找出来，咱们赶紧去医院看病。前两天去的西医院效果不佳，这回咱们换一家中医院看看吧。"保姆赶紧找出医保卡带着郑霞去医院看病。

郑霞经挂号处的工作人员导诊，挂了来医生的号。看到来医生后，郑霞说："来医生，我肚子疼有 20 多年了，今天上午疼得厉害。"来医生说："您现在肚子疼得厉害，应该马上去急诊就诊，门诊看病会相对慢一点儿。"郑霞说："现在的疼痛不是不能忍受，前两天我刚去医院急诊就诊，这是结果。"立位腹平片提示：腹部肠内气体较多，中腹部肠襻轻度扩张；腹部平扫提示：腹腔未见明确肠梗阻。腹部 + 胸部 + 腰椎 CT 示：胰尾部囊性灶伴钙化，性质待定，囊腺瘤？囊肿？肠管未见扩张；脾脏钙化灶；左肾上级小片脂肪样低密度灶；双肾肾上腺外形饱满，阑尾结构未见显示，性质待定；双肺下叶肺间质纤维化改变；腰椎侧弯伴骨关节病。郑霞又说道："检查后让我口服乳果糖药物辅助通便治疗，吃完药以后肚子还是疼，所以，这次我想换一家中医医院诊治。"

来医生听到这里就问："20 年前您肚子是怎么疼起来的？到哪些医院看过病，做过什么检查？还有没有什么别的疾病？现在怎么难受？"郑霞叹了一口气说："我 20 年前排便比较干燥，时间长了肚子就开始疼痛胀满，有时候需要用开塞露来通便，平均四五天一次大便，排完便以后疼痛就能减轻，多次到医院消化科行结肠镜检查，未发现异常。这一段时间排便困难，肚子越来越痛，使用开塞露、甘油灌肠剂、得舒特、西酞普兰效果不明显，有时候还恶心想吐，食欲可以，睡眠比较差。您得帮我想想办法，尽量让我肚子别疼，一疼起来我就心烦，睡不着觉。"保姆拿出诊断证明补充说："她住

过很多家医院，别的医院诊断还有高血压、冠心病、心房颤动、腔隙性脑梗死、高脂血症、焦虑抑郁状态。"来医生查体发现郑霞舌质暗，舌苔薄黄，脉沉细。腹膨隆，脐周压痛（＋），麦氏点压痛（＋），墨菲征（±），反跳痛（-），肋下未触及肝脾，肠鸣音2~3次/min。来医生说："您这个疾病时间太长，而且基础病比较多，根据您的腹痛情况考虑还是肠道的问题，既然您用了西药不太管用，那咱们就用一点儿中药治疗。"说完后来医生开具处方，具体如下。

北柴胡 10g	黄芩 10g	当归 30g	白芍 12g
茯神 10g	竹茹 10g	醋延胡索 10g	建神曲 15g
炒麦芽 15g	鸡内金 15g	黄连 8g	阿胶 10g
青皮 10g	乌药 10g	合欢皮 10g	川芎 20g
鸡血藤 20g	厚朴 15g	陈皮 10g	三七 3g

7剂，水煎服，每日2次

1周后，郑霞满面笑容地来到来医生诊室说："来医生，您的药不错，吃完3天后疼痛就明显减轻了，大便和睡眠都明显好转，我的药吃完了，您再给我调一调药。"来医生听到这里露出微笑说："这个药物如果不错的话，您再接着用1周。"郑霞3个月后因感冒到门诊就诊，告知来医生腹部未见明显疼痛，大便正常。

来医生点评 1

慢性腹痛与什么有关

引起腹痛的原因很复杂，包含心血管内科、呼吸科、消化科、外科、肿瘤科、妇科等多个科室的疾病，是临床中医生处理起来较为棘手的症状或疾病。引起腹痛的常见病如下所示。

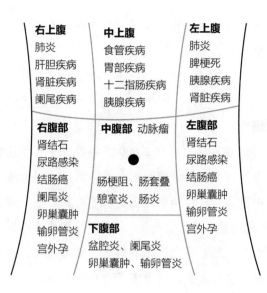

右上腹
肺炎
肝胆疾病
肾脏疾病
阑尾疾病

中上腹
食管疾病
胃部疾病
十二指肠疾病
胰腺疾病

左上腹
肺炎
脾梗死
胰腺疾病
肾脏疾病

右腹部
肾结石
尿路感染
结肠癌
阑尾炎
卵巢囊肿
输卵管炎
宫外孕

中腹部 动脉瘤

肠梗阻、肠套叠
憩室炎、肠炎

左腹部
肾结石
尿路感染
结肠癌
卵巢囊肿
输卵管炎
宫外孕

下腹部
盆腔炎、阑尾炎
卵巢囊肿、输卵管炎

来医生点评 2

腹痛可能需要做的检查有哪些

　　腹腔内的脏器较多，所以腹痛涉及的临床科室较多。腹痛也是临床医生难处理的临床症状之一，我们从媒体上可以了解到，医生接诊腹痛患者后，会详细询问疾病的来龙去脉，并详细查体。根据临床症状和既往疾病，医生能够大概作出判断，考虑可能是哪些疾病，但是如果想要确诊疾病，仍然需要做一些临床化验及检查来证实医生的判断。如查血常规判断是否为感染、食物过敏、寄生虫病、结核病、内脏出血等；查尿常规判断是否为泌尿系统及代谢性疾病；查便常规判断是否为消化系统疾病；查生化＋血淀粉酶判断是否存在肝、肾、心、胰腺的损害；查血凝＋D- 二聚体判断是否存在血栓性疾病、肝脏疾病等；查肿瘤标志物辅助判断是否存在肿瘤；做 B 超、CT 或MRI 来判断腹腔内器官的占位、堵塞、炎症感染、结石、狭窄性疾病；做心电图判断不典型心绞痛或心肌梗死等。

　　当然，一般性的腹痛不会将上述检查项目全部进行，但是当部分患者腹痛病因不清楚，属于临床疑难病时，检查的项目可能会多于以上项目。

　　所以，当以腹痛就诊时，对于医生的询问和检查，大家千万不要抵触，更不要说"需要做这么多检查吗""查出来了没事，为什么还查"此类的话，

不明原因腹痛数十载，行气活血一周症状消

要耐心配合，毕竟每一位医生都希望患者能够健康痊愈，患者若不配合，甚至可能会搭上性命。

来医生点评3

中医怎么治疗腹痛

中医对腹痛的记载可以追溯到 2 000 多年前，并有相应的治疗方法。中医治疗的腹痛大多为内科和部分妇科的腹痛，对于外科的腹痛，限于当时条件，经验不多。中医认为，腹痛的病因病机不外寒、热、虚、实、气滞、血瘀 6 个方面，"不通则痛""不荣则痛"。对于腹痛的治疗以"通"为大法，实则泻之，虚则补之，热者寒之，寒者热之，滞者通之，瘀者散之。寒邪内阻者，宜温里散寒、理气止痛，代表方药为良附丸合正气天香散；湿热积滞者，宜通腑泄热、行气导滞，代表方药为大承气汤；饮食停滞者，宜消食导滞，代表方药为枳实导滞丸；气机郁滞者，宜疏肝解郁、理气止痛，代表方药为柴胡疏肝散；瘀血阻滞者，宜活血化瘀、理气止痛，代表方药为少腹逐瘀汤；中虚脏寒者，宜温中补虚、缓急止痛，代表方药为小建中汤。

另外，中医还有较多的外治法，尤其对于功能性腹痛有较好的疗效。例如针刺、穴位注射、艾灸、穴位贴敷、耳针、火罐、中药离子导入、中药超声透药等，这些疗法在一些急、慢性腹痛的治疗中发挥着广泛的作用。

进食面肿尿血已数载，补气升阳一周食无忧

  2016 年 3 月，北京天气较凉，在爱人的陪同下，杨中华（化名）面色苍白，穿着厚厚的衣服找到来医生。看到来医生后，杨中华的爱人说："来医生，前一段时间您治好了我的湿疹。我想请您再帮我爱人看一看。他的病特别怪，看了好多家医院都没治好，也不清楚是什么原因。"来医生顿时来了兴趣，对杨中华说："我特别喜欢看一些疑难杂病，虽然非常伤脑筋，把您的情况简单地和我说一遍。"杨中华说："我这个病已经 6 年了，6 年前不知道什么原因，突然出现了腰痛、尿血，不发热，也没有黄疸，到医院检查，诊断不明。6 年来，只要正常吃饭后，就会出现尿血和腰痛，有的时候还出现皮肤瘙痒，这么久一直诊断不清楚，对症治疗后有缓解。这 6 年间我更改了很多食谱，都是间断吃饭，症状反反复复，消瘦非常明显。这 1 个月症状明显加重，正常进食后面部出现痤疮，红肿痒痛，尿血阳性，腰痛，腹痛，胃胀，这一周没有进食，刚在某医院营养支持治疗后出院。您说我这个病奇怪吗？您见过类似我这样的疾病吗？"来医生听到这里心里咯噔一下，为难地说："这个病还真是奇怪，我从来没有见过这样的病。除了您说的这些症状，还有没有别的症状？去了这么多家医院做过什么检查？"杨中华说道："除了刚才说的，我觉得浑身乏力、气短、大便不成形，每日 4 次排便，睡眠也不好。"杨中华爱人拿出厚厚的检查报告，递给了来医生。来医生看到各个医院的检查报告结果大致相同。

  血常规：WBC 5.53×10^9/L，中性粒细胞 0.821，Hb 84g/L，PLT 103×10^9/L。尿常规＋潜血：（-）。生化：CHOL 2.84mmol/L，TG 0.67mmol/L，余（-）。风湿免疫＋自身抗体：（-）。

  结肠镜：肠息肉（升结肠息肉 1.5cm×1.5cm）。电子小肠镜：（-）。胃镜：慢性萎缩性胃炎、胃体隆起性病变、十二指肠多发息肉等。

  来医生看完检查报告后说："对于这个病，西医方面的诊断我也不太清

楚，需要去专业的医院继续就诊。从中医来讲，属于中医的阴火，治疗用健脾益气法以降阴火。我可以用中药试试看，您吃第 1 剂的时候，把病情反馈给我，看症状有无加重或减轻，我担心存在中药过敏。我把电话号码留给您，有什么变化及时和我联系。"杨中华回答："好的，我吃完药会把症状通过短信发给您。"来医生查看杨中华舌脉：舌淡苔薄黄，脉弦数。开具处方，方药如下。

太子参 15g	生黄芪 15g	炙甘草 10g	黄连 6g
清半夏 10g	陈皮 10g	枳壳 10g	北柴胡 6g
酒白芍 10g	地骨皮 10g	大枣 10g	麦冬 10g
当归 10g	炒白术 10g	升麻 6g	葛根 6g
泽泻 10g	醋五味子 6g	黄芩 6g	防风 6g

7 剂，水煎服，每日 2 次

杨中华吃完第 1 剂药后，发现症状没有加重或减轻。来医生告诉他继续用药。

1 周后，杨中华高兴地来到来医生的门诊说："吃药第 3 天，我觉得有点儿力气了，想吃东西，皮肤痒痛也没有那么严重了，我就吃了点儿饭，这些症状没有加重，未再出现皮肤痒痛。"来医生听到这个也非常高兴："看来治疗有效，我给您调整一下药，再治疗一段时间。"继续治疗 2 周后，患者症状平稳，可以正常吃饭，随后间断用药。

来医生点评 1

为什么"虚"可以导致"火"

正常情况下，人体的阴阳处于平衡状态，机体保持亢奋、沉静的平衡状态，两方面相互制衡，如果一方不足，另一方就会表现得相对亢奋，如阴不足则阳旺。"火"分为虚、实两类。当人体体质虚弱，真阴亏虚或真阳衰竭，引起相关器官功能低下，表现为虚性亢奋状态，就属于"虚火"范畴。

怎么区分"虚火"与"实火"

我们可以通过下表来了解两者的症状区别。

"虚火"与"实火"的区别

分类	症状
实火	火的症状:口干口渴,口腔容易溃疡,眼睛红肿,牙龈肿痛,口臭 实的症状:口渴喜喝凉水,饭量大,脾气大,爱发火,小便黄赤,大便秘结
虚火	火的症状:口腔溃疡,口干口渴,喝多少水都觉得渴,牙痛,咽痛 虚的症状:五心烦热(双手心、双脚心、心口,合称五心),睡觉踢被子,手和脚总是不自觉地伸到被子外面,倦怠乏力,易困,腰膝酸软,或失眠烦躁、难以入睡,眼睛干涩,午后颧部发红,咽干口燥,眩晕,耳鸣,女子月经量少、色淡

按照脏腑理论,"火"的常见分类有哪些

"火"的常见分类

分类	症状
心火	虚:心悸、失眠多梦、低热、盗汗、五心烦热、两颧发红,舌红少津,脉细数 实:反复口腔溃疡、口干、狂躁谵语、吐血衄血、肌肤疮疡、红肿热痛、心烦易怒、夜寐不安、面赤口渴、溲黄便干,舌红,脉数有力
肺火	虚:咳嗽无痰,或痰少而黏呈块或丝状,甚则痰中带血,声音嘶哑、口干、体瘦、五心烦热、盗汗、颧红,舌红少津,脉细数 实:咳嗽且痰稠色黄、发热、喘促不宁、烦躁不安、胸膈灼热、口干喜冷饮、咽痛、便秘,舌尖红,苔薄黄,脉浮数
肝火	虚:头晕、耳鸣、眼干眼涩、颧红、胁肋隐隐灼痛、五心烦热、潮热盗汗、口干咽燥,或见手足麻木蠕动,舌红少津,脉弦细数 实:头胀痛、头晕、耳鸣如潮、面红目赤、口苦口干、急躁易怒、失眠或多噩梦、便秘、尿黄、吐血、衄血,甚至可见黄疸,舌红苔黄,脉弦数
肾火	虚:腰膝酸痛、眩晕耳鸣、失眠多梦,男子遗精、早泄,女子经少色淡、经闭或见崩漏,消瘦、潮热盗汗、五心烦热、咽干颧红、溲黄便干,舌红少津,脉细数
胃火	虚:胃脘隐痛嘈杂、口干口渴、饥不欲食、大便干结,或干呕呃逆,舌红少津,脉细数 实:胃脘灼痛、胃灼热、反酸、渴喜冷饮、容易饥饿、牙龈肿痛、齿衄口臭、大便秘结、小便短赤,舌红苔黄,脉滑数

结肠肿瘤术后肠梗阻，化痰行气通腑梗阻除

2017 年 12 月的一天，北京天气寒冷，刘兰香（化名）突然觉得肚子疼，就赶紧给女儿打电话："我的肚子又疼起来了，而且很胀。"刘兰香的女儿赶紧回家带着母亲赶到医院，在医院门诊检查，考虑为肠梗阻，办理住院手续。

住院第 2 天，来医生查房，看到表情痛苦、身体瘦弱、蜷缩在病床上、插着胃肠减压管、肛管排气的刘兰香，问主管医生："是肠梗阻吗？"主管医生汇报病历："刘兰香，2 年前因右腹部疼痛伴有便血，于某医院行回盲部癌右半结肠根治术，病理提示：低分化腺癌，淋巴结清扫未见转移，术后行奥沙利铂、四氢叶酸、氟尿嘧啶方案化疗 3 次，腹泻明显，不能耐受，停用化疗方案。2 年前，因反复出现肠梗阻行手术切除治疗，昨日再次出现肠梗阻症状，腹痛、腹胀、恶心、呕吐。检查结果如下。昨日采用肠梗阻常规治疗，灌肠后症状缓解不明显。"

血常规：WBC $10.42×10^9/L$，中性粒细胞 0.821，Hb 62g/L，PLT $103×10^9/L$；生化：ALB 29g/L，K^+ 3.2mmol/L。

PET：升结肠近回盲部团状氟代脱氧葡萄糖（FDG）摄取异常浓聚影，最大标准摄取值（SUV）为 11.0，相应部位肠壁异常增厚，肠腔狭窄。左侧腰大肌旁团状 FDG 摄取异常浓聚影，最大 SUV 为 11.0，相应部位肠壁异常增厚，肠腔狭窄。

腹部 CT：腹腔多个淋巴结肿大，未见 FDG 异常。腹部 X 线片：右侧结肠可见气液平，肠腔大量气体。

刘兰香女儿略带哭腔地补充说："我妈妈可真够遭罪的，我们都看得心疼。我妈妈腹痛、腹胀得厉害，从做完肿瘤手术后，这个症状已经出现 3 次了，之前住院 2 次做了结肠、小肠切除术，这次肠梗阻，还需要再次切除吗？这次要再做就第 4 次了，身体哪能受得了呢？"来医生听完，看到刘兰

香一点儿精神头也没有，鼓鼓的肚子和瘦弱的身体形成了鲜明的对比。查体后，来医生说道："我给你加点儿中药试试看，如果能减轻症状，咱们就不用再做手术了，如果症状到明天还是减轻不了，那就必须要手术。"来医生看到刘兰香舌干红、苔少，诊脉为脉大，开具如下处方。

姜厚朴 30g	枳实 15g	陈皮 10g	生大黄 5g
太子参 30g	北沙参 30g		

1 剂，水煎服，每日 2 次

住院第 3 天，一大早，来医生再次查房，问刘兰香："觉得肚子舒服点儿了没有？还那么疼吗？"刘兰香吃力地说："肚子觉得稍微软了一点儿，疼痛也轻了一点儿。"站在旁边的刘兰香女儿说："吃完这 1 剂药，今天早上排了两三次黄色稀便，都在护理垫上，我刚给她换完。稍微有一点儿排气。我妈妈这 1 年有点儿犯糊涂。"来医生说："首先，症状如果没有加重，有排便、排气的话，可以再观察，今天调整一次用药。还有什么不舒服的症状吗？"刘兰香女儿说："昨天晚上到今天没有吐，但是有一点儿恶心，全身没劲儿，别的好像没听她说有什么症状。"来医生查看舌脉：舌红苔腻而少，脉浮大。开具处方，方药如下。

黄连 5g	紫苏叶 10g	陈皮 10g	姜半夏 10g
枳实 30g	竹茹 15g	北沙参 30g	太子参 30g
酒大黄 10g	姜厚朴 30g		

3 剂，水煎服，每日 2 次

住院 1 周后，来医生查房看到刘兰香半坐在床上，已经开始喝米汤了，就问："排便、排气怎么样了？肚子疼比原来好点儿了吗？胃肠减压管怎么都撤掉了？"刘兰香女儿赶紧站起来说道："来医生，是这样，我妈妈觉得鼻子、嗓子太难受了，这几天没有大便，但是每天都有排气，肚子也软了，没有恶心的症状，其他症状觉得比前两天好多了，就找医生签字要求拔掉了。医生今天拍腹平片。"来医生说道："最好是拍完腹平片后再喝水、吃东西。如果症状好转了，说明中药起效了，我把上次的药再调整一下。"来医生查看舌脉：舌红苔薄，脉沉细小。处方如下。

黄连 5g	陈皮 10g	姜半夏 10g	枳实 10g
竹茹 15g	北沙参 30g	太子参 20g	生大黄 5g（后下）
姜厚朴 10g	焦槟榔 10g		

5 剂，水煎服，每日 2 次

住院 12 天后，刘兰香女儿找到来医生说："我妈妈这两天每天都有大便，大便还比较稠，但是量不多，每天都有排气，肚子也比原来软了，能吃点儿东西，精神头好多了。她觉得在医院太吵了，想回家。"来医生查看腹平片报告：气液平较前明显减少。来医生就对刘兰香女儿说："可以办理出院，中药再吃上一段时间。"来医生查看刘兰香舌脉：舌红苔略黄腻，脉沉细小。开具处方，方药如下。

陈皮 10g	姜半夏 10g	枳实 10g	竹茹 10g
北沙参 30g	太子参 30g	生大黄 5g（后下）	
姜厚朴 10g	焦槟榔 10g	砂仁 10g	
生赭石 15g（先煎）			

5 剂，水煎服，每日 2 次

出院后，刘兰香在女儿的陪同下走入来医生诊室，刘兰香说："来医生，我这几天好多了，这几天都有大便，软便，肚子没有不舒服，精神也不错。"刘兰香女儿说："我们全家人都非常感谢您，老人避免了再一次手术。在您的精心治疗下，我妈现在能吃、能喝、能走路，非常感谢。"来医生说道："症状能好就行。"来医生查看刘兰香舌脉：舌红苔略黄腻，脉沉细小，又开具处方，具体如下。

陈皮 10g	姜半夏 10g	枳实 10g	北沙参 30g
太子参 30g	姜厚朴 10g	焦槟榔 10g	砂仁 10g
麦冬 15g	焦神曲 15g	焦麦芽 15g	鸡内金 10g

7 剂，水煎服，每日 2 次

来医生点评 1

什么样的肿瘤会引起肠梗阻

恶性肿瘤引起的肠梗阻，我们称为恶性肠梗阻。什么样的肿瘤会导致肠梗阻呢？一般分为两种，第一种是肠道自身的肿瘤不断增长导致肠道管腔狭窄，出现肠梗阻；第二种是肠壁外的肿瘤不断生长，如子宫内膜癌、卵巢癌、膀胱癌等在晚期时，压迫或直接浸润转移肠壁，导致管腔狭窄，出现肠梗阻。

来医生点评 2

恶性肠梗阻会引起什么后果

肿瘤患者一旦出现恶性肠梗阻，并发症多，预后差，患者的生活质量会严重下降，治疗非常困难。正常情况下，胃肠道每天分泌的胃液、肠液可以达 7 000～8 000mL，大部分经过小肠的重新吸收，回到全身的血液系统，大约有 500mL 进入结肠。如果结肠发生梗阻的话，结肠的液体不能排出，肠液中的细菌在结肠内大量繁殖，产生毒素，毒素可透过肠壁进入腹腔引起感染，产生感染性、中毒性休克，危及生命。肠梗阻引发的发热、恶心、呕吐，高度腹胀、腹痛，极大地加重肿瘤患者的不适，降低患者生活质量。

来医生点评 3

恶性肠梗阻常用的治疗方法有哪些

根据肿瘤的性质、发生部位及患者的身体状况，采用不同的治疗方法，但是一般的基础疗法与普通肠梗阻相同。基础方法包括：①胃肠减压，可吸出停留在胃肠道内的气体和液体，降低压力，减轻腹胀，改善患者全身情况；②禁食补液，纠正体内水、电解质、酸碱平衡紊乱，由于肠道梗阻，不能进食，人体需要补充液体维持正常的能量供给，同时大量胃肠液停留肠腔，可以引起电解质、酸碱平衡紊乱；③抗生素抗感染，肠梗阻出现时，肠腔内细菌大量繁殖，必要时可予以抗生素来防治感染性休克的发生；④手术切除，肿瘤引起的肠梗阻，一般采取手术治疗的方法使肠腔解除梗阻、恢复通畅；⑤内镜下膨胀支架置入术，内镜下膨胀金属支架置入就是在狭窄的肠道中置入支架，如钛镍记忆合金支架，使狭窄的部位撑开，恢复肠道通畅，减轻患者症状。

来医生点评 4

中医对于恶性肠梗阻的治疗思路是什么

对于恶性肿瘤晚期患者，大多会出现气阴大伤、气血亏虚、阳气不足、痰湿阻滞、气滞血瘀、水湿内停、热毒凝聚等虚实夹杂、寒热胶结的状态。如果伴发完全性肠梗阻，笔者认为，对于肠梗阻中医治疗手段有限，应以中药灌肠为主；如为不完全性肠梗阻，可以采用扶正、攻邪并用的手段进行治疗，如益气养阴通腑、温阳化痰通腑、益气养血软坚、益气温阳利水通腑、养阴利水软坚通腑、解毒软坚等方法，治疗比较困难。方法应用得当，可以部分消除临床症状。

小便滴沥不尽苦难言，行气温阳利尿症尽减

2019年10月，56岁的山本光男（化名）来北京探亲，探亲时因排尿障碍，去医院就诊，诊断为前列腺增生，采用西药、中成药治疗，效果不佳。亲戚看到这种情况后，就对山本光男（以下简称"山本"）说："找中医诊治一下吧，我认识一位中医医生——来医生，咱们去找他看看。"山本听到这里点头说："西医没怎么看好，可以去看看中医。在我们日本，汉方还是比较受欢迎的，日本汉方来源于中医，我也来中国看看中医。"

来到医院，山本挂了来医生的号，等轮到山本时，他的亲戚说："来医生，他是日本人，想找您看看病。我就知道他原来有胃痛、腰痛和前列腺炎，这两天好像小便不太好，有的问题我也不好问，您需要问什么，我再来翻译。"来医生听到这里先通过舌脉简单地了解了一下病情，然后对山本光男的亲戚说："您问问他是不是有头晕，胃胀，有时会反酸，胁肋胀痛，怕冷，腰酸、腰痛，小便不畅且遇冷加重，心烦急躁，容易失眠？"山本听到他亲戚的翻译后对来医生点了点头，竖起了拇指。来医生从舌脉考虑为气滞阳虚水停，采用四逆散加真武汤，组方如下。

北柴胡 10g	白芍 10g	枳壳 10g	茯苓 30g
制附子 8g	白术 15g	干姜 8g	猪苓 10g
桃仁 10g	泽泻 6g	桂枝 8g	

7剂，水煎服，每日2次

1周后，山本和亲戚再次来到来医生诊室。他的亲戚告诉来医生："他的小便问题基本已经解决，近日准备返回日本，想再次调方并带走"。来医生听到这里心里很宽慰，对上次中药简单调整。

来医生点评 1

前列腺增生有什么症状

随着老年人数量的增加，前列腺增生的发病率有增高趋势，逐渐成为中老年男性常见疾病。部分患者在体检的时候会查出前列腺增生，但并不是所有的前列腺增生都会有临床症状，所以，体检查出前列腺增生不用过度紧张。前列腺增生的常见临床症状包括尿频、尿急、尿失禁、夜尿增多、排尿困难、排尿等待、排尿踌躇、排尿变细且无力、小便分叉、排尿不尽、尿后滴沥等。

来医生点评 2

引起前列腺增生的原因包括哪些

经常酗酒、吃辛辣刺激的食物，刺激前列腺增生；长期久坐，缺乏体育锻炼，前列腺局部血液循环不良；长期情绪不佳，刺激腺体增生；长期憋尿，或饮水量减少，使尿液浓缩，排尿次数减少，有害物质刺激前列腺；过度的性生活或手淫，使前列腺组织长期充血导致炎症、增生；尿道炎、膀胱炎、前列腺炎长期未愈，导致前列腺增生。

来医生点评 3

前列腺增生的危害是什么

前列腺增生会引起排尿困难，尿液含有大量的细菌和毒素，如果尿液不能及时排出，会出现很多危害：①尿路感染，膀胱中大量尿液排出障碍时，细菌过度繁殖，可出现尿路感染；②尿潴留或肾损害，当排尿障碍时，膀胱肌肉需要用力收缩，才能将尿液排出体外，日久尿液潴留越来越多，膀胱平滑肌不能够代偿，出现膀胱腔扩大、压力增高，尿液回流入肾盂，导致肾积水，积水逐渐增多，甚至出现肾皮质受损，出现尿毒症；③膀胱结石，正常情况下，尿路通畅就不会形成结石，当排尿困难时，尿液浓缩，尿液中的某些成分如草酸、磷酸盐等过度沉积，就有可能会出现尿路结石；④疝气、痔疮，当老年人出现前列腺增生时，排尿出现困难，需要增加腹压才能排出尿液，当腹压增加时，就有可能会出现肠疝气或者痔疮；⑤尿失禁，当前列腺增生严重时，尿液排出困难，滞留在膀胱内的尿液逐渐增加，当膀胱过度膨胀时，尿液会不自觉地从尿道口溢出。这时必须接受紧急治疗。

来医生点评 4

前列腺增生的主要治疗手段有哪些

并不是所有的前列腺增生都需要进行治疗，对于临床症状轻微的患者，可以继续观察，不需要治疗，对于临床症状较重的患者，可以采取一定的治疗，治疗方法包括药物治疗和手术治疗。药物治疗：① α_1 受体抑制剂，如盐酸坦索罗辛缓释胶囊、多沙唑嗪、特拉唑嗪，可以较快缓解症状，不良反应是引起血压异常；② 5α- 还原酶抑制剂，如非那雄胺片、度他雄安等，可延缓前列腺增生的进程，但起效慢，需要长期治疗；③中成药，如癃闭舒、翁沥通胶囊。手术治疗包括经尿道前列腺电切术、经尿道前列腺切开术、开放性前列腺摘除术、微波和激光治疗、经尿道针刺消融术、前列腺支架等。

来医生点评 5

中医怎么治疗前列腺增生

中医学认为，前列腺增生与劳累过度、情志刺激、外感六淫、饮食不节有关，常用的治疗方法有外治法和中药口服。外治法包括针刺疗法、艾灸疗法、贴敷疗法、中药离子导入、中药超声透药和药物灌肠。中药口服根据临床症状，归纳为以下几个方面：①肾阳虚衰型，治以温补肾阳、化气行水，方选济生肾气丸加减；②肾阴亏耗型，治以滋阴补肾、清利水源，方选知柏地黄丸加减；③瘀积内阻型，治以活血祛瘀、通关利水，方选代抵当丸加减；④肺热气壅型，治以清肺热、利水道，方选清肺饮加减；⑤湿热蕴结型，治以清热利湿、通利小便，方选八正散；⑥肝郁气滞型，治以疏肝理气、通利小便，方选沉香散加减；⑦脾虚气陷型，治以补中益气、升清降浊、化气利尿，方选补中益气汤合春泽汤加减。

小便滴沥不尽苦难言，行气温阳利尿症尽减

心动过缓乏力苦头眩，益气滋阴通阳复脉率

2018 年 9 月 16 日，北京天气偏热，52 岁的张琪（化名）忙完孩子的婚事，觉得胸闷异常，就问老伴儿："我这两天觉得胸闷、心慌厉害了，跟前一段时间感觉不太一样，你跟我一起去医院查一查吧。"赶到医院门诊，查心电图示：窦性心动过缓，心率 38 次 /min，建议行起搏器植入术。张琪听到这里觉得眼前一黑，心里想："要装起搏器，做这么大的手术，我以后怎么办呢？"张琪的老伴儿问医生："除了做起搏器手术，还有没有别的办法？"门诊医生说："要不然你先住院做个全面检查，做一个 24 小时动态心电图（holter），看夜间最低心率是多少，如果特别低的话，就必须做起搏器植入术，防止夜间心搏骤停。"

张琪住院后行 24 小时 holter 检查，结果显示夜间心率最低 30 次 /min，主管医生对张琪说："你的心率比较慢，夜间心率最低到每分钟 30 次，建议到专科医院行起搏器植入术。"张琪说道："我的心动过缓都 10 多年了，一直都好好的，另外，我还有胃肠道息肉、脑梗死等疾病，是不是不需要马上就进行手术呀？再观察观察，如果心率上来了呢？"主管医生说："您这次查的心率比较低，心搏骤停的风险比较大，我们必须得告诉您这个后果，根据我们的经验，心率再恢复正常的可能性比较低。"张琪向主管医生签字，要求再观察一段时间。

住院 10 天，采用药物治疗后心率恢复不佳，张琪心情很烦躁，恰好朋友来医院看望她，建议她找本院来医生给看看。来医生到病房后，张琪说："我这两天胸闷心慌，查心电图显示心率比较慢，乏力出汗，活动以后出汗明显。现在天已经变凉了，我一上午因为出汗都能换 3 件衣服。"听到这里，来医生翻阅检查结果并查体后说："我给你加一点儿中药治疗，咱们试一试，看能不能把心率给升上去。"张琪说："如果心率能用中药升上去，那就太谢谢您了。"来医生处方如下。

炙甘草 20g	太子参 10g	桂枝 10g	干姜 10g
酸枣仁 15g	柏子仁 15g	阿胶 10g	大枣 15g
麦冬 15g	生地黄 20g		

7 剂，水煎服，每日 2 次

1 周后，张琪非常高兴地跑到来医生的门诊说："来医生，您的中药不错，我的心率已经上升了，从原来白天每分钟 40 次左右，上升到现在 50 次，我感觉精神头也比原来好多了，出汗也不那么多了。"来医生听后心里非常高兴，说："中药治疗有效，再继续服用 1 周，如果心率能达到每分钟 60 次左右，心搏骤停风险就小很多。"来医生把中药再次调整，治疗 2 周后，张琪心率已经达到 65 次/min。

来医生点评 1

窦性心动过缓的原因是什么

一般情况下，正常人的心率为 60～100 次/min，如果为窦性心律，且心率慢于 60 次/min，称为窦性心动过缓。运动员体质好，心脏的储备能力较好，一般心脏跳动 50 次/min 即可满足各个器官的血液供应，这属于正常情况。如果心率低于 60 次/min 并伴有临床症状，就属于病态的窦性心动过缓，需要积极治疗。那么，引起窦性心动过缓的原因有哪些呢？①在正常睡眠时，可出现窦性心动过缓；②脑炎、脑膜炎、脑肿瘤、黄疸、胃扩张、肠梗阻、泌尿系结石、甲状腺功能减退、尿毒症、心肌炎、心包炎、心内膜炎、心肌病、心肌梗死、剧烈咳嗽、恶心呕吐等可以引起心率减慢；③药物因素，如降压灵、洋地黄、酒石酸美托洛尔、普鲁卡因胺、苯妥英钠、镇静药、新斯的明及麻醉药物，可以引起心动过缓；④遗传因素，家族性窦性心动过缓。

心动过缓乏力苦头晕；益气滋阴通阳复脉率

窦性心动过缓常见的伴随症状有哪些

窦性心动过缓的临床症状与心率和发作时间有关。窦性心动过缓大多数为间歇性发作，心率越低，伴随症状越重。症状较轻者常有全身乏力、反应迟钝、头晕目眩、记忆力减低，症状较重者则会产生胸闷憋气、胸痛、眩晕感、眼前发黑甚至昏迷晕厥，有部分极为严重的患者还可能引起心律不齐。如果患者本身有心脏病，本病发作时有可能会引起心力衰竭或者心绞痛。如果心跳过慢，可引起心、脑、肾等重要脏器缺血，危及生命。

窦性心动过缓一般怎么治疗

对于临床症状较轻或没有临床症状者，密切观察，不需要治疗。症状明显且影响生活质量的患者，则要考虑窦性心动过缓可能造成心、脑、肾重要器官缺血的问题，就需要到医院积极治疗，常用的治疗方法如下。

1. 药物治疗　每分钟心率低于 50 次且有明显临床症状者，可用提高心率的药物，如阿托品、氨茶碱、异丙肾上腺素等。

2. 手术治疗　对于激发心脏跳动的窦房结受损、心脏电传导功能异常的患者，临床症状严重者，如晕厥、心绞痛发作，需要安装永久性心脏起搏器，防止突然出现心搏骤停。

中医怎么治疗窦性心动过缓

中医认为，窦性心动过缓是因为饮食不节、劳累过度、年老体衰、情志不畅等因素导致心阳不振、气阴两虚、心血失养、痰湿阻滞、瘀血阻滞等证，治疗常以益气温阳、益气养阴、益气养血、行气解郁、祛痰、通阳宽胸、活血化瘀为主，常用代表方剂为参附汤、桂枝甘草汤、生脉饮、炙甘草汤、归脾汤、瓜蒌薤白半夏汤类方、血府逐瘀汤等。

窦性心动过缓的食疗方

◉ **蜂蜜茶**

取蜂蜜 2~3 匙，加温开水半杯，搅匀后饮用，每日饭前饮 2 次或 3 次，适用于气阴不足者。

◉ **人参黄芪粥**

干枣 15g（去核），人参 6g，黄芪 10g，粳米 30g，同煮成粥。该药膳适用于脾胃虚弱者。

◉ **莲子粥**

将莲子 50g 放入温水中浸泡一晚，次日放入蒸笼中蒸大约 40 分钟，变软后取出。木耳泡软切成丝。煮粥时放入莲子和木耳。该药膳健脾补肾，适用于脾虚食少、便溏、乏力者，心虚失眠、健忘、心悸者。

◉ **胡桃肉**

每晚睡前吃 2~3 枚核桃仁，通便后改为 1~2 枚，用于气血不足、肾精不足者。

心动过缓乏力苦头眩，益气滋阴通阳复脉率

心脏搭桥胸憋脉失常，益气养血通阳症状减

　　2019 年 2 月 25 日早晨，元宵节刚过，北京的街头还略有寒意，王文亮（化名）出去买了个早点，刚一踏进家门，就觉得胃痛难忍，赶快喊老伴儿："我肚子疼得厉害，胸闷胸憋，感觉跟上次心梗一样，我吃上阿司匹林，你快叫车去医院急诊。"老伴儿听到这里急忙打 120，去医院急诊科抽血化验检查后，急诊医生告诉王文亮："您的病情可以除外急性心肌梗死，考虑消化性溃疡，可以进一步到消化科就诊。"听到这里王文亮松了一口气说："吓死我了，我高血压、冠心病、糖尿病全都有，5 年前因为急性心肌梗死做冠状动脉搭桥术。我快去消化科查查看吧。"王文亮因为早上没有吃饭，就做了急诊胃镜，考虑诊断：十二指肠球部深溃疡，糜烂性胃炎。由于担心溃疡出血，王文亮决定住院治疗。住院后，主管医生结合病情考虑诊断：十二指肠球部深溃疡，糜烂性胃炎，幽门螺杆菌感染，2 型糖尿病、冠状动脉粥样硬化性心脏病，不稳定型心绞痛，冠状动脉旁路移植术（俗称冠状动脉搭桥术）后。根据目前诊断，予二级护理，流食，兰索拉唑静脉滴注抑制胃酸，康复新、瑞巴派特口服保护胃黏膜，阿托伐他汀稳定斑块，酒石酸美托洛尔及替米沙坦控制心室重塑，暂停阿司匹林口服治疗。

　　2 月 27 日，王文亮上完厕所后觉得胸闷，赶快返回病床呼叫主管医生。看到主管医生后，王文亮说："我刚才上完厕所后，突然觉得左侧胸壁疼痛，胸闷憋气，呼吸困难，左侧上肢麻木，你说我这是怎么了？"主管医生一听感觉不太好，赶快安排护士抽血做心电图。王文亮看到主管医生一脸严肃，觉得可能有些严重，心里非常紧张，把氧气也赶紧吸上了。检查结果如下。

　　心电图：Ⅱ、Ⅲ、aVF 导联 ST 段较前有所抬高。

　　心梗三项（新）：B 型钠酸肽 215.2ng/L，高敏肌钙蛋白 I 527.4ng/L。

　　生化：ALT 48.7U/L，AST 42.0U/L，葡萄糖 8.69mmol/L。

　　看完检查结果后，主管医生告诉王文亮老伴儿："患者病情较重，心电图

有变化，心肌酶较之前高，不除外急性冠状动脉综合征进一步出现心肌梗死的可能性。我们先用药物进行治疗，看一看病情进展情况，如果控制不佳，可能要再去专科医院行冠状动脉搭桥或球囊扩张、支架介入治疗。"王文亮老伴儿听到这里就问："他还要再做手术啊？能不能先用药物进行控制？"主管医生告诉王文亮老伴儿："现在治疗起来有点儿矛盾，治疗心脏就有可能加重胃病，甚至导致消化道出血，如果心脏治疗强度不够，心脏疾病就可能会要命，我们先权衡用药，但是家属必须得知道。"主管医生予单硝酸异山梨酯液扩张冠状动脉，拜阿司匹林抗血小板聚集，氯吡格雷、低分子肝素抗凝。

2月29日，卧床吸氧的王文亮仍感觉左肩部麻木不适，还时不时胃痛，正在担心的时候，来医生推门进来查房。来医生看着面容憔悴的王文亮说："这两天感觉怎么样？心脏和胃好点儿了吗？"王文亮说："我这两天左肩部麻木，心口憋闷，不敢活动，活动以后加重。有时候有头晕，胃这段时间不疼了。这两天又担心又害怕，还有没有办法能让我赶紧好起来？"来医生听到这里说："您的病情主管医生已经给我汇报过了，现在能用的药你基本都用上了，如果还是缓解不明显的话，我想给您加用中药治疗。"王文亮说："只要病情能好转，怎么样都行。"来医生查体发现，王文亮双下肢略肿，舌淡苔薄白，右脉沉细，就告诉主管医生做好血凝监测，暂停使用低分子量肝素，开具处方，方药如下。

黄芪 30g	当归 30g	炒白术 12g	太子参 30g
升麻 10g	泽泻 8g	焦神曲 15g	醋五味子 10g
青皮 10g	陈皮 10g	黄柏 10g	石菖蒲 10g
郁金 10g	冬瓜皮 30g	焦麦芽 15g	鸡内金 10g
鸡血藤 15g	枳壳 10g	姜厚朴 10g	茯苓皮 30g

7剂，水煎服，每日2次

3月3日，来医生再次查房问王文亮："你的胸闷、头晕症状好转了吗？"王文亮摘下氧气罩说："吃上这个药以后，我感觉好了很多，胸口不闷了，身上也有劲儿了，可以在床边走一走。走的时候也不觉得难受了，感觉很舒服。"来医生听到这里微笑起来，说道："症状平稳了那就太好了，我们都很担心你的心脏，如果心脏出问题了，你就必须要再次做手术了。"王文亮老伴儿说："我们这两天还在联系专科医院，想着如果不行的话，就赶紧去这个医院治疗。您这次的中药太好了，听主管医生说心电图基本正常，心肌酶也已经基本正常了，如果能用中药维持，不做手术的话，那就太好了。"来医生说："我也想尽量用中药控制好您的心脏病，这一段时间尽量不要有太剧烈的活动，等中药吃完以后再调整。"采用西药联合中药治疗10天后，王文亮的症状基本消失，复查心肌酶正常，于门诊中药维持治疗。

来医生点评 1

什么是心脏搭桥术

随着人们生活水平提高，生活作息不规律的人增多，高血压、糖尿病、高脂血症患者越来越多，继发冠状动脉粥样硬化性心脏病的患者也越来越多。提起心脏搭桥术，大家可能都听过，但是具体指什么，可能谁也说不清。心脏是由冠状动脉进行供血来保持正常节律跳动的，当一条或多条冠状动脉阻塞严重时，阻塞的血管远端心肌不能得到有效的血供，就会出现心绞痛症状，严重时可发生心肌梗死，危及生命。此时，心脏搭桥术是最有效和直接的方法。手术方法是取患者自身的血管，一般选用下肢的血管或者血管替代品，将冠状动脉狭窄段远端与主动脉连接起来，让血液绕过狭窄段到达缺血的心肌，改善心肌血供，进而缓解患者临床心绞痛症状，改善患者心脏功能或生活质量。这种方法就像在狭窄的心脏血管上搭了一个桥梁，因此被称为"搭桥术"。

来医生点评 2

心脏搭桥和冠状动脉支架有什么区别

心脏搭桥术需要从患者身上取出一根血管，搭在缺血心肌和主动脉之间，属于心脏外科的治疗手段，需要做开胸手术。冠状动脉支架指的是通过人体动脉血管，采用介入的方法，将血管支架放入冠状动脉的狭窄段，使远端的缺血心肌血流得到恢复，属于内科介入的方法，不需要做开胸手术。此治疗方法创伤较小，操作时间短，术后恢复的速度快。

冠状动脉粥样硬化性心脏病的治疗方法有哪些？为什么要做心脏搭桥

冠状动脉粥样硬化性心脏病的治疗大致分为药物治疗、介入治疗和冠状动脉搭桥治疗。药物治疗包括基础的抗高血压药、抗血小板聚集药、降血脂药和降血糖药，另外还包括抗凝药、扩张冠状动脉药、β 受体阻滞剂。介入治疗就是指植入冠状动脉支架，根据需求不同，支架的种类也不同。冠状动脉搭桥治疗就是以上所述的外科手术方法。

每种治疗方法均有各自的优势，医生会根据患者的实际病情来选择适合患者的治疗方法，三者之间不能替代。心脏搭桥手术相对于介入手术要贵，而且复杂程度要高得多，一般而言，心脏专科的医生在临床中会坚持一个原则，就是"能吃药的不放支架，能放支架的不做搭桥"。那么，什么情况下，医生会考虑做心脏搭桥手术？

为人体心脏供血的血管分为三支，姑且认为左二右一，这三根血管分别称为左前降支、右冠状动脉和左回旋支，左前降支为主要的供血血管，如果这三根血管均有狭窄、部分堵塞病变，或者左主冠状动脉病变，就需要做冠状动脉搭桥。部分患者合并严重心功能不全、糖尿病或不适合介入的弥漫性病变，就需要做冠状动脉搭桥手术。

冠状动脉搭桥术后，应注意什么

心脏上面"搭个桥"是不是把所有的问题都解决了呢？其实不是的。心脏搭桥术解决了心脏急需的供血问题，让疾病进展缓慢下来，但疾病没有痊愈。做完手术后，还需要注意以下几个方面。

1. 护理好伤口 因为冠状动脉搭桥会从患者自身取血管，且为开胸手术，必须要护理好伤口，避免出汗过多，防止感染。如果有伤口感染的迹象，应及时回医院处理。

心脏搭桥胸憋脉失常，益气养血通阳症状减

2. 控制三高 高血压、高脂血症、糖尿病对血管的损害较大，要控制好三者水平，防止对血管的进一步损害，尤其是血压。血压过高会引起出血和伤口破裂，血压过低会影响移植血管的通畅，对于患者的恢复不利。

3. 避免剧烈运动和情绪刺激 适当的休息，保证足够的睡眠时间，活动以不感到累为度。剧烈的运动、情绪的急剧变化，会导致心率增快，心脏负荷急剧增高，就如疲马加鞭，会导致严重的心脏问题。

4. 合理饮食 术后患者，饮食宜清淡富含营养，少抽烟、饮酒，少吃生冷肥甘油腻、煎炸炙煿的食物，可以适当吃些水果、蔬菜、鱼类、蛋类、豆制品等。

来医生点评 5

中医对心脏搭桥术后的治疗有哪些方法

中医认为，心脏搭桥术后多为气阴不足、心阳不振、瘀血阻络、痰瘀阻络，其中各个证型可以互相夹杂。①气阴不足，表现为气短乏力、少气懒言、口干口渴、食欲不振，舌淡红苔少，脉弦细数，治法以益气养阴为主，方选生脉饮，常用的中成药有稳心颗粒、生脉胶囊、参松养心胶囊；②心阳不振，表现为气短乏力、四肢冰凉、畏寒肢冷、食欲不振、自汗，治法以益气温阳强心为主，方选桂枝甘草汤，常用中成药有心宝丸等；③瘀血阻络，可见胸闷疼痛，痛处固定不移，夜间加重，下肢肿胀色青，舌暗脉涩，治法以活血化瘀为主，方选血府逐瘀汤，常用中成药有复方丹参滴丸、血府逐瘀口服液等；④痰瘀阻络，可见胸闷如窒、喉中痰黏、食欲不振、时有恶心，舌淡暗、苔白腻，脉弦细或涩，治法以活血、化痰为主，方选瓜蒌薤白半夏汤合血府逐瘀汤，常用中成药有心通口服液、灯盏花颗粒等。

冠心心动过速胸憋闷，养阴益气解毒心律平

2019 年 3 月，张青（化名）在上班的路上刚走了 2 步，就觉得心脏好像要从嗓子里蹦出来一样，赶紧停下脚步向单位请假。张青心想，今天早上我还特意吃过酒石酸美托洛尔，这个病怎么又犯了，我还是不去上班了，在路边休息一会儿吧。返回的路上，张青刚走到胡同口，邻居张大妈看见脸色苍白的张青就问："你今天怎么没有去上班啊？是不舒服了吗？"张青回答说："阿姨，我今天出门的时候还好好的，但是在路上就开始心脏不舒服。这不在路上歇了会儿，跟单位请了个假，就想回家休息会儿。"张大妈赶紧拉把椅子让张青坐下，关切地说："你没有吃药吗？没去医院看一看啊？"张青一脸苦笑，说："我这个病都看了 2 年了，心血管专科医院去了不少，化验检查也做了不少，就说我是窦性心动过速，给我吃了酒石酸美托洛尔，但是还会时不时就犯病，我就给停了。这一年我总犯病、总请假，领导虽然没说过什么，但是我也觉得不好意思。"张大妈说："你一直在看西医，就没有想过看看中医吗？我认识的来医生治病还不错，你可以去找找他。"

第 2 天，张青挂完号后见到来医生说："来医生，我这两年总是头晕、心慌，在别的医院诊断为窦性心动过速，口服酒石酸美托洛尔，每次 12.5mg，每天 2 次，时不时就犯病，有时候吃完酒石酸美托洛尔还觉得胸憋，我干脆把药给停掉了，昨天又犯病了，邻居张大妈让我来找您。"来医生说："你头晕、心慌的时候，还有什么别的症状？做过什么检查没有？"张青拿出了心电图和化验检查单，说："我心慌、头晕的时候还会出汗，活动后比较明显，大便偏干，1 天 1 次，口干"。来医生翻阅张青的辅助检查，结果如下。

心电图：窦性心动过速。holter：心动过速。心肌酶谱：（ - ）。甲状腺功能：（ - ）。心脏彩超：（ - ）。甲状腺彩超：（ - ）。

来医生说："您以前如果没有用过中药的话，我给您加点儿中药试试看。酒石酸美托洛尔如果不管用的话就停掉吧。"来医生查看张青舌脉：舌

质暗红，苔薄白，脉弦数有力。给予如下处方。

北沙参 10g	太子参 10g	玄参 10g	苦参 10g
合欢皮 15g	郁金 10g	丹参 30g	香附 10g
麦冬 15g	连翘 10g	钩藤 15g	石菖蒲 10g

7剂，水煎服，每日2次

1周后，张青兴高采烈地来到门诊复诊，见到来医生就说："来医生你太棒了，原来西药治我的心脏没治好，我甚至没抱太大的希望。没想到中药还能治疗心率快，吃完您开的中药，我的心率从110～120次/min降低到90～100次/min，比原来舒服多了，您再给我调调药吧。"来医生听完，重新看了舌脉以后，调整中药。治疗2周后，在没有用西药的情况下，张青的心率从每分钟110次左右下降到80次左右，心率、血压稳定。

来医生点评 1

什么是窦性心动过速

一般情况下，正常人心率为60～100次/min。窦性心动过速指的是窦性心率超过100次/min，生理情况下多见于剧烈活动、精神亢奋、大量饮酒或地处高海拔，病理情况下见于冠状动脉粥样硬化性心脏病、心肌缺血、甲状腺功能亢进、发热、贫血、休克等。部分患者可以出现头晕、眼花、乏力、心慌、胸闷等临床症状，如果为生理性的，休息后可以缓解恢复，不用过度担心，如果为病理性的，应积极寻找原发病，针对病因治疗。

来医生点评 2

窦性心动过速一般需要做什么检查？怎么治疗

诊断窦性心动过速最直接、最常用的检查就是心电图，寻找病因最常用的检查包括血常规、心肌酶谱、电解质、肌钙蛋白、肌红蛋白、甲状腺功能测定、24小时动态心电图、心脏彩超、甲状腺彩超等。

生理情况下，窦性心动过速患者大多不需要特殊治疗，简单休息后可以缓解。病理性的窦性心动过速，需要针对原发病积极治疗，如心力衰竭应用洋地黄制剂、利尿药和血管扩张药等，但应该注意洋地黄制剂也可引起心动过速；甲状腺功能亢进症应用普萘洛尔、甲巯咪唑、丙硫氧嘧啶等制剂；失血性贫血积极纠正失血即可缓解心率过快的症状。

来医生点评 3

心动过速的中医治疗方法有哪些

中医认为，心动过速属"心悸"范畴，根据临床症状，认为其病机为心血不足、气阴两虚、痰火扰心。①心血不足者，常见心中悸动不安、头晕心慌、乏力气短、面色不华，舌淡苔白，脉细数，治以补养心血，清心安神，方选归脾汤治疗；②气阴两虚者，常见心悸、气短、乏力，动则加重，少气懒言、自汗、口干口渴，舌红少津，脉细数，治以益气滋阴，养心安神，方选生脉饮治疗；③痰火扰心者，可见心烦不安、头晕、头胀、失眠、口干口苦、痰多，舌红苔黄腻，脉滑数，治以清热化痰，宁心安神，方选黄连温胆汤化裁治疗。

来医生点评 4

常用的缓解心动过速的小妙招有哪些

1. **憋气法**　心动过速发作时，用力深吸气后憋住，至不能坚持为止，然后用力呼气。

2. **探吐法**　心动过速发作时，用干净手指刺激舌根咽喉部，可以引起恶心、呕吐，起到终止心动过速的作用。

3. **压迫颈动脉窦法**　患者平卧，家属摸脉搏检测心率的同时，用手轻轻压迫一侧颈动脉窦（在甲状软骨水平，颈动脉搏动处压向颈椎），每次 10～20 秒，无效时换另一侧。需要注意的是，有颈动脉窦过敏或血管病变者禁用本法，且不能同时压迫两侧。

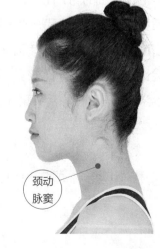

颈动脉窦

失眠数载烦躁夜难眠，经典千古名方来帮忙

　　2019 年 5 月，52 岁的张天元（化名）与家人在劳动节外出旅游后，睡眠状况越来越差，烦躁不堪。他的爱人看在眼里，急在心里，就对张天元说："要不我们再去医院看一看吧，你这样老不睡觉也不行啊。"张天元没好气地说："你又不是不知道，我看过多家医院睡眠也没见好转。"张天元爱人说："那该看病也得看病啊，不行的话咱们就试试中医。之前我听别人说来医生看病还不错，要不你明天就去找来医生看看。"张天元用手机查了一下，回答说："明天上午刚好来医生门诊，反正我也睡不着觉，我早早就去排队挂号，看看我这个病能不能治好。"

　　第 2 天一大早，张天元就到医院门口排队，早早挂上了号。张天元来到诊室外，打量这位年轻的大夫，个不高，戴个眼镜，文质彬彬，患者还挺多，心里想："人家都说老中医、老中医，这个中医不知道能不能看好我的病。"正在胡思乱想的时候，轮到了自己，张天元就说道："我这个失眠差不多有 3 年了，开始的时候是夜间睡不着觉，入睡比较困难，睡着了以后还可以，到了后来干脆就是入睡困难，醒得还早，一晚上也就睡 3 小时，吃了很多治疗睡眠的药，比如说艾司唑仑、酒石酸唑吡坦，效果都不是特别好，您帮我看一看，能让我一晚上睡 6 小时我就知足了。"来医生听到这里说："除了睡眠不好，还有没有别的症状？"张天元说："夜里睡不着觉的时候，心情会比较烦躁，出汗比较多，别的没有什么症状。"来医生查看张天元舌脉：舌淡胖，苔薄白，舌尖略红，脉弦数。停用治疗失眠的西药，给予如下处方。

黄芩 10g	黄连 6g	白芍 10g	阿胶 10g
桂枝 10g	龙骨 30g（先煎）	牡蛎 30g（先煎）	炙甘草 10g

7 剂，水煎服，每日 2 次

1周后张天元复诊告诉来医生："您这个药，药量不多，但是还挺管用。我刚开始还担心西药停了以后更睡不着觉，谁知道当晚就睡了个好觉，第2天稍微有点儿反复，这几天睡眠都还可以。我怕病情会反复，您再给我调整一下药吧。"来医生对张天元说："失眠对中医、西医来说都比较难治，但是您这个疾病刚好符合中医经典治疗失眠的病机，所以治疗起来效果还可以。您再坚持用一段时间，心情保持放松。我把方子再调整一下"。来医生查看舌脉为：舌淡胖，苔薄白，舌尖略红，脉数。来医生将处方调整如下。

黄芩 10g	黄连 6g	白芍 10g	阿胶 10g
桂枝 10g	龙骨 30g（先煎）	牡蛎 30g（先煎）	炙甘草 10g
黑附子 5g（先煎）			

7 剂，水煎服，每日 2 次

来医生点评 1

失眠的原因有哪些

失眠的常见原因

心理因素	环境因素	精神因素	身体疾病
心理因素导致的失眠在各因素中占比最高。生活、工作、学习上的不良事件可以引起失眠。对健康过分关注，或做事过于认真。心理因素→失眠→心理异常，形成恶性循环。入睡前，担心睡不好或努力想睡好，导致睡不着。应顺其自然，可能会睡个好觉	环境嘈杂、空气污浊、居住拥挤、睡眠环境改变或白、夜班的频繁变动等，是导致失眠的环境因素	各类精神疾病如焦虑症、抑郁症或精神分裂症，大多伴有睡眠障碍，失眠可以是精神症状的一部分	心脑血管疾病：如心绞痛、心律失常、冠心病、心力衰竭等。呼吸系统疾病：慢性阻塞性肺疾病、肺心病、支气管扩张、细菌性肺炎等。消化系统疾病：胰腺炎、胆囊炎、十二指肠溃疡等。各种引起疼痛、呼吸困难等身体不适的疾病

失眠数载烦躁夜难眠，经典千古名方来帮忙

来医生点评 2

失眠的临床表现有哪些

谈到失眠的临床表现，相信大部分人会说："不就是睡不着觉吗？"其实不然，睡眠的整个过程和后续反应中的异常都属于失眠的范畴。失眠的临床表现包括：入睡困难、睡眠不深、多梦易醒、早醒、醒后不易再睡、睡眠结束后感到乏力疲倦、记忆力和计算力变差、精力不足。其中入睡困难最多见，部分患者可以出现早醒。部分患者可能会对失眠产生恐惧和害怕，出现紧张焦虑、抑郁等心理问题，这些问题也会加重失眠。

来医生点评 3

长期失眠会导致哪些疾病

1. **加速人体衰老**　失眠会导致内分泌失调、女性卵巢功能早衰、男性性功能障碍。

2. **导致脱发**　失眠会引发内分泌失调，导致皮脂腺分泌性质改变，引起脱发。

3. **诱发肥胖**　失眠能通过消脂蛋白影响大脑对进食的决定，引起人的进食欲望，导致激素水平的失常，诱发肥胖。

4. **心血管疾病**　每天睡觉时间长期少于 7 小时的人，患心血管疾病的风险大大增加。调查发现，每晚睡眠时间不足 6 小时，可使高血压、糖尿病、冠心病、急性心肌梗死、急性心力衰竭的发病率升高。

5. **糖尿病**　长期失眠的患者，空腹血糖、胰岛素水平相对较高，胰岛素抵抗水平增高。

6. **乳腺癌**　流行病学研究表明，失眠会增加乳腺癌的风险，女性每晚睡眠少于 6 小时，患乳腺癌的风险增高 62%。据统计，乳腺癌患者失眠率为 42%～69%，且失眠与乳腺癌转移呈正相关，而每晚睡眠多于 9 小时，风险则大大降低。存在失眠的乳腺癌患者较无失眠乳腺癌患者生存率下降。

7. **死亡风险**　45 岁以下男性失眠患者患心脑血管疾病导致死亡的风险是正常人的 2 倍以上。

失眠的现代医学治疗包括哪些

现代医学认为，失眠的主要治疗方式有 2 种，即认知行为疗法和药物干预。

1. 认知行为疗法 在专业医生指导下，通过一对一或团体的方式，进行健康教育、不良刺激控制、放松治疗、认知和行为治疗。这种方法治疗费时、疗效较慢，在临床实际运用得比较少。

2. 药物干预 ①苯二氮䓬类受体激动药，如艾司唑仑、地西泮、阿普唑仑、氯硝西泮、唑吡坦、艾司佐匹克隆等；②褪黑素受体激动药，如雷美尔通；③具有镇静作用的抗抑郁药，如阿米替林、曲唑酮、米氮平、氟伏沙明、多塞平、喹硫平、奥氮平等；④食欲素受体拮抗药，如苏沃雷生。目前，治疗失眠的药物主要以第一类为主。

失眠心慌乏力苦头眩，调和心肝脾经效益佳

　　2020 年 12 月，北京的天气越来越冷，62 岁的孙刚（化名）心情也越来越差，夜里睡得越来越晚，早上醒得越来越早，睡觉的时候做梦还很多。老伴儿就对孙刚说："这一段时间，你的失眠越来越重了，还是看看医生吧。我看你最近睡不好觉，脾气越来越大，白天精神头越来越差。"孙刚说道："我也没少看呀，也没怎么管用。"孙刚老伴儿说："上回给咱孙子看发热的来医生还不错，你要不找找他。"孙刚说："你不说我差点儿忘了，我挂个号看看吧。"

　　孙刚挂号后看到来医生，说道："我失眠大概有 2 年，睡不好觉的时候心慌得厉害，入睡困难，还容易早醒，做梦比较多，醒了以后再睡，做的梦都能连起来，最近失眠非常严重，夜间仅能睡 2 小时，白天犯晕，前两天还晕过去一次，我就比较害怕，想找您再看看。"来医生听到这里说："您上次晕的时候，没去医院做检查吗？"孙刚说："我上次晕倒大概有 3 秒钟，摔倒在地上，后来自己醒了，家人也比较担心，就陪我去医院查了头颅 CT、脑彩超、心电图、心梗三项，没发现什么异常。"来医生边翻阅检查边说："那您现在除了睡眠的问题，还有别的什么症状？"孙刚说："我除了失眠，还有头晕、心慌、乏力、胸闷憋气、心烦急躁、没有耐心，大、小便正常，这 1 年我都在用安定类药物，原来的艾司唑仑、斯诺斯不管用了，现在用到 1 片半，还是不太管用，但是也不敢加量，吃药睡觉醒来第 2 天比较难受。"来医生查看孙刚舌脉：舌淡苔薄白略腻，脉弦细有力。来医生接着说："我给您用点儿中药看一看，疾病好不好您都告诉我一下。"给予如下处方。

北柴胡 10g	当归 20g	白芍 10g	茯神 15g
白术 10g	郁金 10g	合欢皮 10g	石菖蒲 10g
远志 10g	牡丹皮 10g	黄芩 10g	酸枣仁 15g

柏子仁 15g

7剂，水煎服，每日2次

1周后，孙刚来到门诊告诉来医生："您的药不错，我现在可以睡大约5小时，别的症状都减轻了，家人说我睡得着了，脾气也好点儿了。"来医生问："最近晕厥还有没有发作？"孙刚说道："没有再发生过晕厥，我觉得可能与我原来没有睡好觉有关，现在比原来好点儿，应该不会晕厥了。您再给我调调药，巩固一下疗效。"来医生根据舌脉，调整中药，治疗2周后孙刚正常睡眠达到8小时。

来医生点评 1

中医认为失眠与哪些因素有关

1. **失眠与饮食有关**　古人认为"胃不和则卧不安"，提出用半夏秫米汤进行治疗，这一类多见于现代消化系统疾病的患者，由于饮食失宜导致失眠的发生。另外，现代人饮食多肥甘厚腻、辛辣炙煿，常常饮酒过量，导致体内水湿痰饮过多，遇到不良精神刺激后，容易出现焦虑症、躁狂症或抑郁症，出现失眠症状。

2. **失眠与情志因素有关**　如吴澄《不居集》中记载："心经因使心费神，曲运神机，心血被耗，心气必亏，心包之火逆甚，则心神必不宁而荡散，心烦壮热，不寐怔忡""愤怒太过，肝气上逆，内邪蕴滞，烦扰不寐"。张景岳云："忿怒之不寐者，皆由内邪滞逆之扰也。"这与现代人生活压力过大、精神过度紧张导致失眠的实际情况颇为切合，只是现代医学称为焦虑症，用词与古代不同罢了。

来医生点评 2

中医治疗失眠的方法有哪些

中医治疗失眠有汤药内服、膏方滋补、针刺治疗、电针治疗、耳穴压豆

失眠心慌乏力苦头眩；调和心肝脾经效益佳

等方法。①汤药内服，就是采用中草药，通过调理脾、胃、心、肝的气血状态，消除体内气滞、痰湿、瘀血等病理产物，使心神得养或心神不被扰动，从而达到治疗失眠的目的；②膏方滋补，一般用于虚损造成的失眠，用中药制成膏滋，每日少量服用，通过填补气血、肾精，达到心神得养的目的；③部分学者采用电针、针刺、耳穴等方法，能提高睡眠质量、加快入睡、延长总睡眠时间，改善患者日间精神状态。

来医生点评3

失眠患者应注意什么

1. **生活规律**　睡觉之前不应过多地进行剧烈运动，避免饮浓茶、咖啡，避免吸烟或大量进食，按时上床睡觉。睡觉时，不要想工作或生活上的事情，也不要有睡个好觉的想法，顺其自然。如果20～30分钟不能入睡，可以起床，待有倦意时再上床。早上应该按时起床，以提高睡眠效率。

2. **心理健康**　要保持乐观、愉悦的心情，生活、工作和学习中，难免会遇到不顺心的事情，要做到积极乐观、心胸豁达，处理好日常工作，积极调整心态，避免长期受不良情绪的影响。

3. **规律运动**　平时应做一些规律的有氧运动，缓解睡眠不足临床症状的同时，增加疲劳感，辅助夜间睡眠。

来医生点评4

适宜失眠患者的食疗方法有哪些

现代医学大多从营养学角度来考虑，失眠患者饮食应清淡易消化、富含维生素，如豆类、蛋类、奶类、水果等。其中小米含有较多的酪氨酸，可改善睡眠，因而被广泛推荐。另外，如睡觉前喝一杯热牛奶能够改善睡眠，避免大量饮水出现夜间上厕所影响睡眠等。

中医学多从体质来考虑：①心脾气血不足的患者，可以进食龙眼肉（桂圆）、山药、芡实、黑米、大枣、羊肉、牛肉之类的食物；②阴虚火旺的患者，可以喝枸杞菊花茶、西洋参茶之类的茶饮；③肝胆湿热的患者，应多吃青菜、萝卜、冬瓜、苦瓜、丝瓜、苦丁之类具有清热利湿作用的蔬菜。

哮喘咳唾痰黏夜难卧，化痰温肺平喘保健康

　　2019 年 10 月 10 日，北京还沉浸在国庆节的气氛中，52 岁的王娟（化名）却怎么也高兴不起来，家人本来打算在国庆节假日期间出行，没想到因自己着凉感冒住院打乱了行程，住了半个月后症状好转不是很明显，王娟想找中医进行调治。

　　王娟咳喘吁吁地来到来医生的门诊，说："来医生，我这个国庆节都在医院度过了，本来想出去玩儿也没去成。我 9 月底的时候，早上出去买早点，衣服穿得少了点儿，就感觉有点儿着凉，回到家后开始发热，体温最高 38.5℃，鼻塞流涕，咳嗽，咯较多白黏痰，咳嗽喘憋，一活动就喘不过气来，当时为了国庆节出游想快点儿好，就去医院住院治疗，医生给我查了胸部 CT，诊断为慢性支气管炎伴右肺肺炎。用美罗培南抗感染以及化痰平喘等药物治疗，治了 10 多天，现就发热好了，别的症状还有，我就想来找您看看。记得上次我发热、咳嗽，就是您给我看好了。"来医生听到这里说："你本来就有支气管哮喘、慢性阻塞性肺疾病病史，一着凉就把原来的病给引发了，但是你使用的抗生素级别已经很高了，症状应该能有部分减轻。你的症状除了刚才说的还有别的吗？还有什么化验检查吗？"王娟说："我现在基本上成医院的老患者了，每次发热、咳嗽到医院，医生都会给我用这个药，以前用别的药不管用，这次用这个药也是不太好用，医生说我将来就没有什么药可以用了。我现在就是咳嗽，咯白黏痰，不易咯出，嗓子里老有声音，好像没有什么别的症状，吃饭，大、小便，都正常。化验单我复印了一部分，您再帮我看一看。"

　　胸部 CT：慢性支气管炎伴右肺肺炎，右下肺膨胀不良。

　　血气分析：pH 7.40，$PaCO_2$ 43.2mmHg，PaO_2 79.0mmHg，SaO_2 99.0%。

　　血常规：WBC 7.6×10^9/L，Hb 114g/L，PLT 256×10^9/L，中性粒细胞 0.758，RBC 4.52×10^{12}/L。

看完化验报告，来医生查体后发现，王娟舌暗红，舌苔白腻，脉沉滑，双肺呼吸音粗，双肺可闻及较多干、湿啰音及哮鸣音，余（-），就对王娟说："你这个诊断非常明确，西药你都已经用过了，我就不给你再加了，我给你用一点儿中药试试。"根据王娟的症状和舌苔脉象，来医生开具处方，方药如下。

射干 10g	炙麻黄 10g	细辛 6g	紫菀 10g
干姜 6g	五味子 10g	法半夏 10g	款冬花 10g
大枣 10g	焦神曲 15g	焦麦芽 15g	鸡内金 15g

7 剂，水煎服，每日 2 次

1 周后，精神好转的王娟来到来医生门诊说："来医生，您的小方子和原来一样好使，服用药物前 3 天，痰比原来出得痛快，咳嗽咳痰次数比原来多，比原来舒服多了。后来吃了几天药，没有明显的咳嗽咳痰，喘憋比原来好多了，您再给我用药巩固巩固。"听到这个后，来医生笑着说："有效就好，我再给您用药巩固一段时间吧。"

来医生点评 1

什么是支气管哮喘

提起哮喘，大家可能听说过，哮喘发作时患者呼吸困难，会拿出药物往嘴里喷。那么，什么是支气管哮喘呢？支气管哮喘是由体内的多种炎性细胞，如嗜酸性粒细胞、肥大细胞等参与的气道慢性炎症性疾病，由于广泛的细支气管出现可逆的呼气气流受阻，出现喘促、胸闷、咳嗽和呼吸困难，夜间或清晨发作、加剧，多数患者经过治疗可迅速缓解，如果诊疗不及时，随病程延长可导致气道发生不可逆性改变。

支气管哮喘的原因是什么

据研究发现，支气管哮喘与遗传有关。患者亲属亲缘关系越近，发生该疾病的概率越高；病情越重，患者发生该疾病的概率也越高。另外，支气管哮喘与过敏物有关，如尘螨、动物毛发、异味、尘土、面粉颗粒、鱼、虾、牛奶、抗生素等，均可引起支气管哮喘。其次，支气管哮喘也与细菌、病毒、寄生虫感染、气候变化、精神变化等有关。

支气管哮喘的危害有哪些

支气管哮喘发作时，病情可轻可重，严重时可导致死亡，较轻者可以药物控制治疗。常见的危害可分为急性危害或慢性危害，分述如下。

1. **急性危害** 是指支气管哮喘发作当时或短期内对人体造成的损害，主要包括以下几个方面。

急性猝死： 支气管广泛痉挛后，会导致换气不足，常常无明显先兆，突然发生后，来不及抢救，而导致猝死。

肺部感染： 调查发现，上呼吸道感染可以诱发支气管哮喘，导致呼吸道局部的免疫功能紊乱，从而合并呼吸道感染。

呼吸衰竭： 严重哮喘发作时，可见呼吸通气不足，合并的感染可以加重通气困难，导致呼吸肌疲劳，出现呼吸衰竭。

纵隔气肿或气胸： 哮喘发作时，呼气障碍，大量的气体潴留在肺内，出现肺泡内气体过多，部分肺泡发生破裂后，气体进入胸腔可导致气胸，进入纵隔会导致纵隔气肿。

2. **远期损害** 指支气管哮喘长期缓解不佳或治疗不及时，造成人体的持久性、不可逆损害，常见的损害如下。

发育不良： 支气管哮喘好发于儿童，尤其是 3 岁以下小儿，及时有效地治疗后可迅速缓解。如果治疗不及时，可影响小儿的生长、发育。

胸廓畸形： 支气管哮喘长期反复发作，可以导致肺泡内的残余气体过多，肺组织过度膨胀，引起胸廓桶状改变，即胸廓呈圆筒状。

哮喘咳唾痰黏夜难卧，化痰温肺平喘保健康

肺心病：长期反复的哮喘发作，会引起肺内阻力增高，肺动脉压力过高，日久会导致右侧心脏负荷过重，出现肺心病。

来医生点评4

支气管哮喘常用的药物有哪些

1. **激素类** 治疗支气管哮喘常用的激素种类有口服、吸入或静脉注射类，吸入类药物常为首选治疗途径。口服药物包括地塞米松、泼尼松等，吸入药包括倍氯米松、氟替卡松、布地奈德气雾剂等，静脉注射用甲泼尼龙、地塞米松、氢化可的松琥珀酸钠等。

2. **β_2受体激动药** 对于支气管哮喘急性发作期，应用沙丁胺醇气雾剂、特布他林气雾剂。沙美特罗、福莫特罗干粉吸入剂可以用于夜间支气管哮喘发作。

3. **茶碱类药物** 常用的有口服和静脉用药，如氨茶碱片、茶碱缓释片、茶碱注射液，应用时要注意心率变化。

4. **抗胆碱类药物** 常用的药物有溴化异丙托品气雾剂（可必特），对于青光眼、前列腺增生患者应慎用。

5. **白三烯调节剂** 对于长期反复发作的支气管哮喘患者，可以用白三烯调节剂，以减少激素的剂量，减轻哮喘的症状。代表药为孟鲁司特钠。

来医生点评5

中医怎么治疗支气管哮喘

中医根据临床实践，将哮喘分为发作期与缓解期。发作期痰随气升，气因痰阻，相互搏结，阻塞气道，气机升降不利，出现气息喘促，哮吼痰鸣，喘急倚息，胸闷等症状；肺气不宣、心血瘀阻可致肢端、颜面发绀，甚至气阳外脱，出现额汗、肢冷、面色白、脉微等喘脱危候。发作期以邪实阻肺为主，一般分为热哮与寒哮。咳喘痰黄、身热面赤、口干舌红为热性哮喘，采用清热化痰法治疗；咳喘畏寒、痰多清稀、舌苔白滑为寒性哮喘，采用温肺化痰法治疗。在缓解期时，表现为与痰有关的肺、脾、肾等脏腑的气虚。辨别哮喘虚实可从病程长短、全身症状轻重来区别，气短、多汗、易感冒多为气虚，采用益气健脾化痰法治疗；形寒肢冷、面白、动则心悸为阳虚，采用温阳补肾化痰法治疗；消瘦乏力、盗汗面红为阴虚，采用益气养阴平喘化痰法治疗。

支气管哮喘怎么预防

1. 避免接触过敏原，如花粉、阿司匹林及含添加剂的食物等；避免各种诱发因素，如被动吸烟、漆味，饮用冰冷饮料等。

2. 注意预防呼吸道感染，尤其是呼吸道合胞病毒感染，这种感染与小儿哮喘密切相关。积极治疗和清除感染病灶，如及时治疗鼻窦炎、鼻息肉、扁桃体炎、龋齿等。

3. 避免过劳、淋雨、剧烈运动及精神情绪方面的刺激。

4. 注意气候变化，做好防寒保暖工作，冬季外出时防止受寒。

5. 药物预防哮喘复发，常用过敏原浸液、色甘酸钠、酮替酚、糖皮质激素、中药等。

6. 增强体质，在哮喘缓解期应鼓励患者适当参加活动，如体操、散步及文艺活动等。

7. 加强自我管理教育，将防治知识教给患者及其家属，调动他们的抗病积极性，实行哮喘的规范化管理。

哮喘咳唾痰黏夜难卧，化痰温肺平喘保健康

腹部手术包块难消除，益气活血一月肿块消

　　2019年7月，北京的夏季气候炎热，36岁的张文霞（化名）已经患病2个多月了，此时的她，身上插了4个引流管，痛苦地躺在ICU病房。这一天，张文霞的大姨来到ICU病房探望，看到虚弱的张文霞，就偷偷抹着眼泪问道："你这是怎么回事儿？病得这么厉害，病了也没有通知我，前几天你妈妈才告诉我你住院了。"张文霞断断续续地说："我2个月前在家吃了一回肉，夜里肚子疼得厉害，就来到医院急诊，查CT后医生告诉我是急性胰腺炎坏死型，让我赶紧住ICU病房，用了很多药，疼减轻了，说全身的炎症反应很重，胰腺周围有一个大包块，胸腔有积液，就给我下了3个引流管、1个输液管，胰腺周围那个包块穿刺引流做了7次，但总是消不了，我这几个月罪受大了，钱也花了不少，这个病还没彻底好，这里的医生说还需要继续做引流。"张文霞的大姨说："这里的消化内科是比较出名的，西医如果没有办法，中医对这个病会不会有办法，也不知道隔壁的来医生能不能看这个病？"张文霞的眼睛里露出一丝希望，说："对了，这个病我都没有想起来医生，也没有问过他，但是在ICU里肯定是不能会诊的。大姨，您要不把化验检查告诉来医生，让他看一看，听听他的意见。"当张文霞大姨把这个病情告诉来医生后，来医生回答："重症胰腺炎本身病情就比较重，是有生命危险的，现代医学的治疗方案是肯定没错的。对于腹部这个10cm×12cm的较大包块，我没有治疗过，没有这方面的经验。如果现代医学没有什么好的办法，我觉得可以采用中、西医共同治疗，肯定会对病情有所帮助。"张文霞的大姨听到这个话略有失望，就告辞了。

　　9月初，虚弱的张文霞出现在来医生的门诊，来医生非常吃惊。张文霞说："来医生，上次我大姨跟您讲过我的病情，您的意思我大姨也跟我讲过了。后来我就在ICU又住了将近1个月，又做了4次穿刺引流，淀粉酶始终不正常，包块还是那么大，肚子还时不时地疼，效果还是不好。我实在是没

有耐心，心里也烦得不行，昨天就跟医院签字出院了，我想让您来帮我看一看。"听到这里，来医生说："您这个病比较重，您要有思想准备，这个病我原来没有用纯中药治疗过，但是我会尽力。严格来说，胰腺炎是禁食、禁水的，但是我治疗的话需要口服一些汤药。如果在口服汤药的过程中，腹痛突然加重，必须马上去医院治疗。而且在汤药治疗过程中，您的饮食一定要注意，这几天先口服稀的粥、汤，不许吃油腻的食物。现在还有什么不舒服的吗？"张文霞说："您的话我记下了，我会严格按照您的要求，如果有不舒服，我会马上去住院。我现在浑身没劲儿，稍微一活动就出汗，现在连30m都走不了，体重减轻了25kg，大便不是很通畅，肚子上的包块时不时就开始疼，别的没有什么症状了。"来医生查体见中上腹巨大硬块，大小约10cm×12cm，舌淡苔薄白，脉沉弦。给予如下处方。

太子参 15g	北沙参 15g	陈皮 10g	枳壳 10g
香附 10g	郁金 10g	生黄芪 15g	焦神曲 15g
焦麦芽 15g	鸡内金 15g		

7剂，水煎服，每日2次

1周后，张文霞再次来到来医生门诊。来医生问："吃完1周的药肚子还疼不疼？有没有什么不舒服的地方？"张文霞回答："吃药的时候，肚子也有点儿疼，跟原来比也没有太大差别，我就继续吃这个药。后来我就觉得没有原来那么乏力了，大便大概3天1次，我试着吃了点儿稠一些的粥，也没什么不舒服的，我想再接着吃一段时间药。对了，我的月经有3个月没来了。"来医生听到这里长出一口气，说："那就好，我再把中药调整一下。"由于舌苔、脉象较前无明显变化，处方调整如下。

太子参 30g	北沙参 30g	陈皮 10g	枳壳 10g
香附 10g	郁金 10g	焦神曲 15g	焦麦芽 15g

鸡内金15g	生黄芪30g	当归30g

7剂，水煎服，每日2次

服药2周后，张文霞略微有点儿精神，走上2楼门诊，对来医生说："吃完这次药我感觉好了很多，肚子没怎么疼，乏力、气短、出汗都比原来好转，我现在可以一口气爬3层楼了，前两天好像来月经了，就来了1天，颜色略暗、量少。"来医生说："这就说明中药还是有效的，最后还得看肚子上那个包块小了没有，如果能吃饭、能喝水，肚子没有疼，咱们基本上就踏实了，我把中药再给您调整一次。国庆节假期期间尽量休息，给您开2周的药。"张文霞舌淡苔薄白，脉弦细，来医生开具处方，方药如下。

太子参30g	北沙参30g	陈皮10g	枳壳10g
香附10g	郁金10g	生黄芪15g	焦神曲15g
焦麦芽15g	鸡内金15g	生黄芪30g	当归30g
皂角刺10g	浙贝母10g	茯苓10g	没药10g
地龙10g			

14剂，水煎服，每日2次

国庆节假期结束后，张文霞兴高采烈地来到来医生门诊说："来医生，这次我可没听您的话，我吃完药感觉精神状态很好，我自己摸肚子上的包也比原来小了很多，国庆节假期期间我就驾车带儿子去700公里外的威海玩儿了一趟，感觉体力还可以，但是吃东西我严格要求自己，没有吃海鲜类食物。回来以后刚好我的复查时间也到了，我就做了一个腹部CT，腹部包块明显减小到4cm×3cm，医生都觉得不可思议。我特别感谢您，您再帮我调一下药，巩固治疗一下。"来医生听到这里又是高兴又是生气，说道："您可真胆大，万一您在半路上肚子疼起来怎么办？中药治疗有效，那我就再给您调理一段时间。"说完这些，来医生就又开始给张文霞调整中药。

什么是急性胰腺炎

说起急性胰腺炎，每个人都听过它的凶险，它的发病率高，居急腹症病因的前几位，容易导致严重并发症或合并症，病死率达 30%～60%。急性胰腺炎是一种因为多种原因导致胰管阻塞，使消化脂肪的胰酶对胰腺及其周围组织自身消化的疾病。周围组织的液化坏死会导致一系列的器官功能障碍甚至衰竭，危及生命。临床可见暴饮暴食、大量饮酒后突然发病，呈刀割样剧烈腹痛，伴有恶心呕吐、发热和血、尿淀粉酶增高，重症患者可以出现血压下降、休克及腹膜炎症状，进而发生肺、肾等多器官功能衰竭，病死率极高。部分患者可由急性转为慢性，出现胰腺脓肿或假性囊肿。

急性胰腺炎发生的主要原因是什么

在我国，急性胰腺炎的病因主要包括胆道结石、暴饮暴食和大量饮酒。解剖结构上胰腺和胆道共同开口于十二指肠下段。当胆道存在结石时，结石可以嵌顿于胆道、胰腺共同开口处，导致胰腺分泌不畅，出现胰腺炎。另外，暴饮暴食或大量饮酒，不但可以使大脑麻痹，也可以使胆道、胰腺共同开口处麻痹，出现肌肉松弛障碍，胰液流出不畅，导致胰腺炎的发生。

急性胰腺炎会引起哪些并发症危及生命

急性胰腺炎可以导致胰腺的出血、坏死，坏死组织在人体内可引起感染和全身症状，如成人呼吸窘迫综合征、应激性消化道出血，另外，胰腺的坏死组织和部分胰酶外渗对胰腺周围组织产生消化侵袭作用，如果侵袭腹腔内大血管，可形成腹腔内大出血，如果侵蚀空腔脏器，则形成胰瘘和肠瘘。这些都是严重的并发症，可直接危及生命。

腹部手术包块难消除，益气活血一月肿块消

急性胰腺炎一般怎么治疗

发生急性胰腺炎时，剧烈的疼痛会让患者自动前往医院就诊。医院一旦确诊为急性胰腺炎，会要求患者住院进行详细的监护，观察病情变化，禁食、禁水，补液支持，抑制胃酸，抑制胰腺分泌胰液，同时使用抑制胰酶分泌及抑制其活性的药物，使用抗生素预防感染。疼痛难忍时，采用必要的手段来镇痛。另外，要积极治疗病因，比如胆管结石，可以采用急诊内镜下取石，降低胰管内高压，内镜治疗创伤小、成功率高、恢复快，在合适的情况下，是首选的治疗方法。

来医生点评 5

急性胰腺炎中医怎么治疗

根据患者临床症状、病因，治疗方法为清热利湿、通腑泄热，必要时可给予中药灌肠治疗。中医根据临床表现将急性胰腺炎分为 3 型，中西医结合治疗时可进行参考，以辨证治疗。

1. **少阳阳明合病**　突然中上腹痛，痛引两胁，恶心呕吐，口干口苦，大便不畅，舌红，脉弦细或沉紧。治以疏肝止痛、通腑泄热，方药用大柴胡汤加减。

2. **肝胆湿热型**　上腹胀痛拒按，胁痛，或有发热，恶心呕吐，黄疸，大便不畅，舌红苔黄腻，脉弦数。治以清肝利胆、祛除湿热，方药用清胰汤合龙胆泻肝汤加减。

3. **阳明腑实型**　全腹疼痛，痛而拒按，发热，口苦而干，脘腹胀满，大便秘结，小便短黄，舌红苔黄腻，脉沉实而滑数。治法以通腑泄热为主，方药用大承气汤加减。

下腹包块数载病难除，温中行气两周效堪夸

2019 年 11 月，北京天气逐渐转凉，62 岁的李庆贵（化名）感觉自己肚子上的包越来越大，还开始隐隐地疼起来。这一天晚饭后，李庆贵跟随家人去超市遛弯，回来的时候刮起了大风，刚走了一半路，李庆贵就说："我的肚子有点儿疼，老毛病开始犯了，我得赶紧回家。"回到家中，李庆贵指着肚子上的包就对爱人说："你看这个包又起来了，又开始疼了。"李庆贵爱人就说："你这个包都十几年了，真奇怪，查什么都查不出来，不行的话明天去中医院找来医生看看，我听邻居说那个医生看得不错。"

第 2 天，李庆贵来到来医生门诊说："我肚子上有个包 10 多年了，时不时就开始疼，去了好多医院，做了好多检查，都没查出来什么问题，一冷的话症状就比较明显，您帮我看一看。"

来医生让李庆贵把衣服撩起来检查那个包块，右下腹部包块直径约 6cm，触之软，可以活动，就问："您都做过什么检查让我看一看。"李庆贵从包里拿出多家医院的结肠镜、腹部 CT、腹部超声、肿瘤标志物等检查。来医生翻阅检查后，发现除了血脂稍微异常外，别的检查结果基本正常，可这不能解释腹部包块形成原因。来医生就继续问："肚子上的包是持续存在的吗？在什么情况下会明显？"李庆贵说道："它不是一直都存在，只有在遇到天气冷的时候，才会比较明显，有时候有往下坠的感觉。"来医生听到这里就说："那我用中药给您治疗一下试试看吧。中医考虑您这个病是寒凝气滞、肠道痉挛所致。"来医生查看李庆贵舌脉：舌淡苔薄白，脉弦。给予如下处方。

木香 10g	小茴香 10g	青皮 10g	陈皮 10g
醋延胡索 10g	川楝子 10g	肉桂 5g	砂仁 10g

太子参 10g　　　　乌药 10g　　　　白芍 10g　　　　炙甘草 10g

枳壳 10g

14 剂，水煎服，每日 2 次

14 天后，李庆贵高兴地来到来医生门诊说："服用您的药 1 周后疼痛明显减轻，包块未见。第 2 周天气变冷以后也没有疼痛和包块出现，要在以前肯定又该犯病了，请您再给我开一点儿药，巩固一下疗效。"来医生说："看来判断正确，中药治疗有效，咱们再用中药治疗 1 周。平时要避免劳累过度、着凉。"

来医生点评 1

腹部包块是怎么回事

腹部包块在生活中比较常见，根据患者在门诊中的描述，可大致分为 2 种。一种包块是一会儿能摸到一会儿就消失，有的还会移动；另一种包块是固定不移，伴有临床症状。这两种类型的包块处理原则不同。我们在摸到腹部包块后，先简单地看看这个包块是否一直存在，如果腹部平时摸不到包块，但是在受凉、进食后，出现腹部的疼痛，可以摸到包块，且包块可以自行移动，这多为胃肠功能异常，导致胃肠痉挛形成的包块。如果是平常就能摸到的包块，位置固定，基本不活动，伴有疼痛、出血、身体消瘦等临床症状，这就有可能是肿瘤，需要及时就诊，以免耽误病情。

来医生点评 2

发现腹部包块就是癌症晚期了吗

大多数人一听到腹部包块，第一反应就是以为腹部长肿瘤了，要做手术、放射治疗、化学治疗了。其实不是这样的，很多疾病会引起腹部包块，一些良性肿瘤也可以引起腹部包块，但是不必太过紧张。我们大致看一下引起腹部包块的疾病都有哪些：①功能性胃肠道疾病，腹部出现的包块多是柔软可以移动的，通常于饮食或受凉后加重；②既往有胃溃疡病史，伴有恶心、呕吐、胃胀等症状，腹部若出现包块，有可能是幽门梗阻导致胃扩张，但如果消瘦明显，也有可能为胃肿瘤，应积极行胃镜检查；③腹部的包块，如果伴有大便习惯和性状的改变，考虑为消化道的良性或恶性肿瘤，应积极做肠镜检查；④既往有卵巢囊肿，活动后出现剧烈腹痛，有可能为卵巢囊肿蒂扭转，应积极外科手术治疗；⑤胰腺疾病恢复后可能会出现胰腺假性囊肿，也表现为腹部的包块，应行腹部 B 超明确诊断。总之，包块不一定是肿瘤，肿瘤也有良性、恶性之分，所以发现腹部包块，应及时前往医院就诊。

来医生点评 3

腹部包块一般需要做什么检查

发现腹部包块前往医院就诊后，一般需要进行检查来明确诊断。比如彩超检查，可以检查出腹壁的疾病，如腹壁疝、脂肪瘤等。另外，腹腔内的疾病如肝癌、胰腺囊肿、淋巴结肿大、胆囊炎、胆石症等，必要时可以做增强 CT 或 MRI。如果是胃肠道的肿瘤，可以行胃镜、肠镜检查，明确肿物的性质、大小等，必要时进行外科手术治疗。

来医生点评 4

中医对腹部包块怎么治疗

中医将腹部包块归为"积聚""癥瘕"等范畴，认为本病与体虚感受外邪有关。饮食、情志不节，损伤正气，脏腑气血失和，气滞、血瘀、痰浊蕴结腹内，形成腹部结块，或胀或痛。积证具有包块明显、固定不移、痛有定处、病程较长、病情较重、治疗较难、预后较差的特点；聚证的腹内包块，时聚时散，发有休止，痛无定处，病程较短，一般病情较轻，相对地治疗亦较易，预后较好。从以上描述来看，聚证类似于现代医学的功能性胃肠疾病，积证类似于现代医学的肿瘤病变。聚证重在调气，以疏肝理气、行气消聚为基本治则；积证重在活血，以活血化瘀、软坚散结为基本治则。对于积证，要根据正气的虚实和疾病所处阶段的不同，分别采用扶正、祛邪的方法进行治疗。

下腹包块数载病难除，温中行气两周效堪夸

宝宝恶寒发热咳嗽喘，辛凉清解两天发热愈

2019 年 12 月，3 岁的张雅琪（化名）所在的幼儿园里频频有小朋友发热。这一天，小雅琪从幼儿园回家后，既不玩儿了，也不闹了，蔫蔫地坐在床上，小雅琪的姥姥觉得不太对劲儿，一摸额头发现体温有点儿高，测完体温，38℃，赶紧去医院就诊，到了医院查血常规，WBC $18×10^9$/L，中性粒细胞 0.83。给予头孢克肟、对乙酰氨基酚治疗。治疗 1 周后，小雅琪的症状缓解不明显，反复发热，姥姥心情烦躁，就对小雅琪妈妈说："小雅琪反反复复地发热是不是有别的问题啊？你再带她去医院看一看，治了 1 周了也不管用，你们怎么一点儿也不着急呀？"小雅琪的爸爸说："我这不是刚回到家吗？怎么可能不着急呀，要不我开车带她去急诊再看看。"小雅琪的爸爸、妈妈带着雅琪来到儿童医院急诊，急急忙忙挂了号，等到晚上 9 点终于排到了号。医生接诊后做了相关检查，结果如下。

血常规：WBC $12×10^9$/L，中性粒细胞 0.824。

胸部 X 线片：支气管炎。

建议继续口服头孢克肟，同时加用小儿柴桂颗粒治疗。一家人回到家中已是夜里 11 点，小脑瓜上贴着退热贴的雅琪已经睡着了，雅琪妈妈一测体温还是 38℃，一家人在焦虑不安中睡着了。

治疗 2 天后，小雅琪的发热丝毫没减轻，雅琪妈妈再也坐不住了，就跟雅琪爸爸说："我们去找来医生看看吧，我上回发热用了 2 天药，就好了。"雅琪爸爸说："来医生看小孩子的疾病吗？"雅琪妈妈说："我们去看一看吧，现在反正也没有特别好的办法。"雅琪爸爸抱着小雅琪来到来医生门诊，对来医生说："孩子发热 10 天了，去医院检查说是支气管炎，用了头孢克肟、小儿柴桂颗粒，效果不好，体温在 38～39℃，发热以后孩子说怕冷，这几天一直精神不振、食欲不振，轻微咳嗽，没有痰，已经 2 天没大便了，您帮忙看一看。"来医生检查发现：雅琪咽喉壁红肿，指纹色紫，舌红苔薄

白，脉数。来医生就对雅琪爸爸说："我给你开 3 天的中药，3 天后再看发热怎么样？"开具的处方如下。

金银花 10g	净连翘 10g	紫苏叶 10g	鲜芦根 15g
苦桔梗 10g	苦杏仁 10g	白茅根 15g	南薄荷 5g（后下）
板蓝根 10g	前胡 10g	川贝母粉 4g（冲服）	
大黄 1g（后下）			

2 剂，水煎 200mL，每次 50mL，每日 4 次

3 天后，雅琪爸爸领着雅琪来到来医生门诊说："孩子吃完您的药，第 1 天稍微有点儿出汗，体温比原来降了一点儿，没有完全正常。吃药第 2 天发热已经退了，大便也比较多，咳嗽、咽痛症状消失。昨天没有再出现发热，今天测体温也正常，中药还需要再吃吗？"来医生回答说："如果体温连续 2 天正常了，就可以不用再吃了，但是接下来的几天注意别再着凉，吃东西要吃点儿好消化的。"雅琪爸爸听到这里，对来医生表示了感谢，高兴地带着雅琪回家了。

来医生点评 1

什么是小儿发热

发热即体温超过正常范围上限，是小儿十分常见的一种病症，而且小儿发热常常是高热，体温可达 39℃ 以上，体温与精神状态密切相关，通过小儿精神状态可以间接了解体温变化。大多数情况下，小儿发热体温在 38～38.5℃ 时，精神稍差，发热体温在 38.5～39℃ 时，精神萎靡不振。体温暂退，精神好转时，又可以高兴地玩耍。小儿发热，根据临床情况一般可分为外感发热、阴虚发热、肺胃实热三种证型。外感发热，一般是指感冒而言，但急性传染病初起时也可见到，应该区别对待。对于年幼体弱的小儿，由于发热后容易出现兼症，如高热惊厥，应予以注意。

宝宝恶寒发热咳嗽喘，辛凉清解两天发热愈

来医生点评 2

小儿发热的临床症状有哪些

小儿发热的临床症状

证型		主要症状	舌脉指纹
外感发热	风寒	发热,头痛,恶寒无汗,鼻塞,流清涕。3岁以下小儿大多不会描述头痛,可以通过观察动作来推断,如手抚摸头部	苔薄白,指纹鲜红
	风热	发热,汗微出,口干,咽痛,鼻流黄涕	苔薄黄,指纹红紫
阴虚发热		午后发热,手足心热,形瘦,盗汗,食欲减退	脉细数,舌红苔薄,指纹淡紫
肺胃实热		高热,面红,气促,不思饮食,便秘烦躁,渴而喜饮	舌红苔燥,指纹深紫

来医生点评 3

普通感冒与流行性感冒有何区别

普通感冒与流行性感冒的区别

	普通感冒	流行性感冒
致病原	鼻病毒、副流感病毒、呼吸道合胞病毒、柯萨奇病毒、冠状病毒、腺病毒等	甲型、乙型、丙型流行性感冒病毒
流感病原学检测	阴性	阳性
传染性	传染性弱	传染性强
发病季节	一年四季	秋、冬季节
症状	一般症状比较轻,主要表现为低热、鼻塞、流涕、打喷嚏,很少会出现全身肌肉、关节疼痛	症状重,一般表现为高热,体温在 38℃ 甚至 38.5℃ 以上,同时伴有头痛、肌肉酸痛、关节痛等症状

	普通感冒	流行性感冒
并发症	很少出现并发症	细菌性肺炎、瑞氏综合征、心肌炎、心包炎、脑脊髓炎、横断性脊髓炎、无菌性脑膜炎、局灶性神经功能紊乱、急性炎症性脱髓鞘性多发性神经病(格林-巴利综合征)、肾衰竭等
抗生素	不需要	不需要
抗病毒药物	不需要	奥司他韦,批准用于>1岁儿童和成人

来医生点评 4

小儿平时应怎么预防外感发热

1. **要让孩子经常户外活动,以增强抵抗力** 如果孩子经常被关在家里,一出门稍微受点儿凉就会生病。要让孩子适应自然环境,这是预防疾病的重要措施。因为人生活在大自然中,如果与自然环境不相适应,就无法很好地生存。

2. **孩子平时的衣着要适中,不要过厚过暖** 因为多数孩子体内的热量很充足,而且孩子活动量普遍很大。如果衣着过暖,稍一活动就会出汗,而活动一停下来,着一点儿风就容易生病。中医所说的"汗出当风"是小儿感冒发热的主要原因。

3. **平时要经常给孩子喝水** 因为孩子活动量大,出汗多,多喝水才能及时补充出汗所丧失的液体。多喝水还能促进人体代谢,使代谢产物及时排出,这样也能防止生病。

4. **注意饮食调摄,使孩子的大便保持通畅** 经常感冒发热的孩子多半内热较盛,即人们平时所说的"火"大。对这种类型的孩子,饮食要注意合理搭配,多吃青菜和水果,少吃肉类、巧克力和油炸食品。除了合理的饮食结构外,还要训练孩子的排便习惯,每天大便1次,只有大便通畅,体内的各种代谢产物才能及时排出。

宝宝恶寒发热咳嗽喘,辛凉清解两天发热愈

儿童食欲不振大便难，醒脾开胃润肠促儿康

  2019 年国庆节，李天琪（化名）的妈妈带着李天琪回老家看望姥姥、姥爷。在游玩儿期间，姥姥、姥爷对天琪的妈妈说："你们两个人都这么高，天琪都 7 岁了，怎么不爱吃饭，个子也不高？别人家的孩子这个时候都该买票了，天琪还给家人省钱呢。"这句不经意的话引起了天琪妈妈的注意，仔细一想，好像是不太对劲儿，回到北京后就跟天琪的爸爸说了这个事情。天琪的爸爸说："咱们家经济条件可以，也常常变着花样地给天琪做吃的，她不像人家孩子那样大口大口吃饭，我还以为她是挑食呢。这么一说，咱们是不是应该带她去医院看一看？"

  天琪爸爸向学校请了一天假，带着天琪到医院做了相关检查，最后都显示正常。晚上回家的时候，天琪爸爸把化验结果拿给天琪妈妈说："闺女一切化验检查都正常，咱们是不是有点儿过于焦虑了？医生说孩子可能会长得慢一点儿。"天琪妈妈说："我看网上说，西医检查结果都正常，不一定就代表完全正常，有可能是功能性的问题。要不再找中医看一看，增强一下胃肠功能，是不是会好一点儿？"

  天琪妈妈带着天琪来到门诊，对来医生说："我们家孩子吃饭比较挑食，吃一点儿东西就说饱了，不像人家孩子能大口大口吃饭，个子也比别人家孩子矮，夜里还很爱出汗，去医院查微量元素都正常，中医有没有什么办法能让她增强食欲？"来医生看着瘦瘦的天琪，指着黄白相间的小脸对天琪妈妈说："您家孩子就是消化不良引起的营养不良，用中药可以调节。她应该还容易急躁，大便不太通畅。"天琪妈妈说："是的，就是这个样子，大便 3 天才 1 次，有时候跟球一样，有时候还会流鼻血。"听到这里，来医生查看天琪舌脉：舌淡苔红，脉浮数。给予方药如下。

黄精 10g	茯苓 10g	佛手 10g	木瓜 10g
砂仁 10g	栀子 10g	白茅根 10g	钩藤 10g
淡豆豉 10g	谷芽 10g	菊花 10g	鸡内金 10g
天花粉 10g			

7 剂，水煎 200mL，每次 100mL，每日 2 次

治疗 1 周后，天琪妈妈说："症状好多了，吃饭、睡眠明显好转，没再流过鼻血，今天没让她请假。"来医生说："药已经见效，稍微调整一下就行，再坚持服用 2 周，胃肠道功能就会好转，脾气也会好点儿。"说完这些，来医生把上述药方调整后交给天琪妈妈。

来医生点评 1

小儿食欲不振就是厌食症吗

部分家长谈到小儿食欲不振就觉得宝宝得了厌食症，其实不然。我们先来了解一下厌食症的概念。厌食症是指长期的食欲差、食量减少、厌恶进食或拒绝进食，可导致生长发育减缓，影响智力发育，致使免疫功能低下，一般以 1～6 岁小儿多见，近年来有上升趋势。一般经过详细询问病史，症状持续 2 个月即可初步诊断。短期的食欲不振或其他疾病导致的食欲不振，不能称为厌食症。

来医生点评 2

影响小儿食欲的原因有哪些

影响小儿食欲的因素较多，常见的有以下 5 类。

1. 疾病导致身体不适 孩子身体不适时，常会有不同程度的食欲不振，如感冒、胃肠炎、慢性咳嗽、铅中毒、微量元素缺乏等。出现这些疾病的时候，食欲不振为其中的一个症状，应积极治疗基础病，基础疾病好转后，食欲不振的症状会自行缓解。某些疾病通过观察难以诊断，可以前往医院检查，如缺乏微量元素锌会导致食欲不振，可以定期体检，通过微量元素检查，明确诊断，采取相应的治疗。

2. 不当的填鸭式喂养　我们都听过填鸭式教学，但是现在小儿饮食也存在填鸭式喂养。父母或奶奶、姥姥辈的人，总是担心孩子吃不饱，营养跟不上，会经常给孩子过多的食物，引起胃肠负担过重，出现食欲不振。需知古训"若要小儿安，三分饥与寒"所讲的道理。

3. 零食过多　现在市场上的零食种类很多，形状多样，口味和口感也非常丰富，对小儿诱惑力较大。小儿抵制诱惑的能力较弱，如果家长控制不当，长期让孩子吃过多的零食、餐前甜点、垃圾食品等，会使孩子进食正餐偏少，出现食欲不振。零食应以水果或坚果为主，避免餐前30分钟进食零食。

4. 药物因素　在小儿患病期间，需要口服药物治疗。某些药物对消化道有一定的刺激，如阿奇霉素、红霉素、头孢类药物。在患病时，尽量选择对胃肠道刺激小的药物，不能避免时，可使用护胃的食物或药物，减轻药物的刺激。

5. 心理因素　涉及家庭的方方面面，并不单单指孩子的心理因素。现代社会工作节奏快，导致父母的压力较大，与孩子交流较少。父母总希望孩子表现得比别人好，在教育孩子方面，难免会把批评教育放在进餐时间，孩子厌恶不合适的教育方式，也会连带厌恶进食。每个孩子都是不同的，有的饭量大，有的饭量小，家长或隔代长辈千万不可采用威逼、打骂、利诱等方式，强迫孩子进食，这样也容易引起孩子反感。另外，父母或隔代长辈心里认为孩子吃得少，或错误地喂食，如边玩儿边吃、喂饭等，这些都是导致孩子食欲不振的原因。

来医生点评 3

中医怎么调理小儿食欲不振

中医对小儿的消化生理状态描述有很多，比如脏腑娇嫩、稚阴稚阳、脾常不足、胃常有余等，指的是小儿脏腑已经具备基本生理功能，但是尚不完善，尚需成长发育。小儿定力不足，常易被外界事物吸引，进食不知饥饱，容易出现进食过多而导致不能消化，久则出现消化不良的症状。中医对于小儿消化不良，一般采用小儿推拿、耳穴压豆、中药内服等方法进行治疗。其中中药口服分为以下 3 型。

小儿食欲不振的中医分型

证型	主要症状	治法	中成药
饮食积滞	食欲不振或拒食,脘腹胀满,疼痛拒按,或有嗳腐恶心,呕吐酸馊乳食,烦躁哭闹,夜卧不安,大便酸臭,舌红苔腻	消食和胃	保和丸
脾虚夹积	神倦乏力,面色萎黄,消瘦,食则饱胀,呕吐,大便溏薄、夹有食物残渣,舌淡红,苔白腻,脉沉细而滑	健脾和胃	健胃消食片
脾虚肝旺	性情急躁易怒,食欲不振,面色青黄,夜间磨牙,大便时干时稀,舌红苔薄白,脉细滑	疏肝健脾	健儿乐颗粒

儿童食欲不振大便难，醒脾开胃润肠促儿康

宝宝湿疹瘙痒难解除，小小中药两周解疑难

  2017 年 12 月的某天，4 岁的崔雅涵（化名）非常不情愿地被妈妈领着来到来医生的门诊。崔雅涵妈妈说："来医生，您好！我们家孩子四肢长湿疹有 1 年多了，中间总是反反复复，用过肤乐霜，湿疹总是好好坏坏，但是从来没好过 1 周。这一周也不知道怎么回事，突然加重了，浑身皮肤瘙痒，稍微一抓就疼，还流水，觉都睡不好，您帮我们看一看。"崔雅涵不好意思地说："叔叔，能不能不吃中药，中药太苦了。"来医生听到这里笑着说："我先看一看，湿疹现在是什么样子，咱们再看用不用吃中药。"来医生检查发现，崔雅涵四肢皮肤表面可见丘疹，皮色略红，舌淡苔红略腻，脉浮数，就继续问崔雅涵："你还有什么不舒服的吗？能跟我一起说一说吗？"崔雅涵不好意思地藏到了妈妈身后。崔雅涵妈妈说："这个孩子大便还有点儿不太通畅，3 天 1 次，有时候大便呈干球样，脾气有点儿急，别的症状不明显。"来医生就笑着问崔雅涵："你能吃得了中药的小豆豆吗？咱们不喝中药汤。"崔雅涵小声说："如果不吃中药的话，我就凑合吃小豆豆吧，只要别太苦就行。"崔雅涵的回答逗得来医生和崔雅涵妈妈笑起来。来医生对崔雅涵的妈妈说："防风通圣丸每天 1 包药，分 3 次口服，先吃 2 周。"

  2 周后崔雅涵妈妈来到门诊咨询来医生："吃完 1 周后，崔雅涵的湿疹已经明显减轻，近 3 天湿疹已经消退，完全不痒了，是否还需要口服防风通圣丸。"来医生告知崔雅涵妈妈："症状缓解，大便次数增多后，可以暂停服用防风通圣丸。"

> **来医生点评 1**

宝宝长大了湿疹能自然好吗

  宝宝湿疹属于临床常见病，尤其是 2 岁以内小儿，湿疹反复出现，是很多家长头疼的问题，可以说宝宝湿疹成了年轻宝爸、宝妈的晴雨表。但是，也有一些家

长不太重视宝宝的湿疹，认为湿疹是每个宝宝的必经阶段，长大湿疹自然就好了。其实不然，不夸张地说，宝宝湿疹有可能会影响宝宝的一生。比如小儿阶段，湿疹引起的瘙痒会影响宝宝睡眠；随着小儿的成长，如果湿疹控制不佳，有可能会导致过敏性疾病，如过敏性鼻炎、过敏性哮喘等，这些疾病会影响呼吸系统，甚至造成不可逆的呼吸系统损害。所以，一定要及时治疗湿疹，才能使宝宝健康成长。

来医生点评 2

停了母乳湿疹就会好吗

中医将宝宝湿疹称为"奶癣"或"胎敛疮"。很多家长听到这个以后，就认为宝宝湿疹与母乳喂养有关，断奶就好了。其实不然，湿疹形成的原因有很多，只有极少数宝宝会对母乳过敏，只有非常明确诊断过敏原的情况下才能断奶，否则不要轻易断奶。权威机构包括世界卫生组织建议，母乳有利于宝宝消化系统、视神经和智力发育，有利于提升宝宝抵抗力，是婴儿最好的营养来源，任何乳制品无法替代。另外，母乳中含有天然抗体，母乳喂养的小儿对食物或花粉过敏的比例较低。所以，除非宝宝是对母乳过敏，否则应坚持母乳喂养，避免轻易断奶。

来医生点评 3

湿疹是"湿"引起的，是不是不能洗澡呀

湿疹，从名字来看，似乎与湿有关，表现为丘疹、丘疱疹或小水疱，基底潮红，可见边缘不清的点状渗出及小糜烂面等症状。家长看到这个就认为湿疹与湿有关，应该避免接触水，应该禁止洗澡。湿疹按照临床分期分为急性期、亚急性期、慢性期，慢性期表现为皮肤增厚、色素沉着，表面粗糙，从症状来看好像又与湿关系不大。现代医学认为，本病属于过敏反应；中医学认为，本病与风、湿、热、瘀、痰等有关，并不一定是湿邪，况且湿邪的形成原因有饮食失调、脾胃受伤等内因，天气、环境、气候等外因，所以，湿疹并不一定不能洗澡，关键是要会洗澡。

1. **避免水温过热**　过热的水会刺激患处，使病情加重，而且过度清洁皮肤会造成皮肤屏障和表面的油脂被破坏，使皮损加重。

2. **抵制不洗澡**　湿疹患者，皮肤屏障受损，长期不洗澡可导致皮肤表面细菌滋生，使湿疹加重。湿疹宝宝应根据季节、当地习俗和出汗程度，每

1～3天洗1次澡，每次以10～15分钟为宜，水温应保持在37～40℃。

来医生点评 4

宝宝湿疹应注意什么

1. **居住环境** 保持室内空气流通、温度适中，避免居住在潮湿阴冷、灰尘过多的环境。

2. **生活注意** 衣服不要过多，防止出汗过多；及时剪指甲，防止指甲过长，搔抓创面；洗澡时水温不宜过高，避免使用沐浴露；湿疹期间如接种疫苗，应提前咨询医生。

3. **饮食方面** 观察食物对湿疹的影响，尽量找出会使病情加重的食物并避免再接触。避免进食生冷油腻、辛辣炙煿的食物，避免进食鱼、虾、蟹等容易引起过敏的食物。

4. **找出过敏原** 化纤、丝、羊毛等制品的衣服不要让宝宝接触到，家里宠物要远离。必要时做过敏原测定。

来医生点评 5

防风通圣丸被称为"通圣"，究竟是什么"神"药

关于防风通圣丸，在中医界有句话，称为"有病没病，防风通圣"。意思是说此药有病可以祛病，无病可以强身。放在现在来说，此话有失偏颇，但是也从侧面说明古人对此方的赞扬和偏爱。从中医方剂学角度来说，这话是有一定道理的。

防风通圣丸出自金代名医刘完素的《宣明论方》，为表里双解的名方，方中既有解表清热的药物，又有补气养血的药物，外可发表祛邪，内可清泄攻下，气血并治，表里通解，用途广泛，疗效卓著，集预防与治疗于一体，被后世医家所推崇，清代名医王旭高度评价此方："此为表里、气血、三焦通治之剂，汗不伤表，下不伤里，名曰通圣，极言其用之效耳。"此方具有解表通里、清热解毒的功效，主要用于感冒后出现的高热、怕冷、头痛、咽干、小便量少发黄、大便干等症状，后世扩展应用于重症感冒、流行性感冒、猩红热、腮腺炎、扁桃体炎、风疹、湿疹、牛皮癣、荨麻疹、瘙痒症、面部蝴蝶斑、疮疖、扁平疣、斑秃、高脂血症、偏头痛等疾病，并且有良好的疗效。

宝宝长期低热病莫名，辛凉解表病解豁然明

2018年12月，9岁的孙斌（化名）每到下午就会发热，没有精力听课，孙斌的老师告诉了孙斌妈妈。晚上回到家，孙斌的妈妈对孙斌爸爸说："孩子每天下午发热，真是奇怪了，再看看病吧，要不然这样会影响学习。"孙斌的爸爸回答："自从上次感冒就没有好利索，都1年了，咱也反复地去看过，最后不都是没有好办法吗？要不我们去中医院看看吧。"

孙斌的爸爸听人介绍挂了来医生的号，见到来医生后说："孩子1年前没有明显原因开始出现低热，体温多在37.2～37.5℃，多于白天中午发热，至夜间热退，于某医院住院诊治，查血沉、抗链球菌溶血素"O"试验、结核菌素试验（PPD）等均无异常。住了1个月院效果不明显就出院了，转到社区输液治疗，也未见好转，这一段时间一到下午就发热，每天12:00—15:00发热，为低热，波动于37.2～37.5℃，无出汗，乏力懒言，没有精神，胃口也不好，老师说已经影响到学习了，所以我想找中医再看看有没有办法。"来医生翻阅了孙斌的化验检查，查看孙斌舌脉：舌质红，苔薄白，脉略数，右寸略浮。来医生就对孙斌的爸爸说："有可能小孩的感冒一直未好，你该做的检查都已经做过了，我先用中药调理，让孩子吃1周，咱们看一看。"

金银花8g	连翘8g	紫苏叶6g	紫苏梗6g
薄荷5g	芦根15g	白茅根15g	桑叶10g
菊花10g	生姜5g		

7剂，水煎服，每日2次

吃药1周后，孙斌爸爸对来医生说："用药3天以后，小孩下午就没有

再发热，乏力、食欲不振有所减轻，是否还需要再用中药继续治疗？真不敢相信感冒有1年了都没有好。"来医生说："看来我的判断是正确的，发热的原因就是感冒一直未好，现在发热已经消失，针对食欲不好，调理一下胃肠道就行。"

来医生点评 1

小儿低热的温度一般是多少

小儿低热是临床中比较常见的疾病，一般体温 37.3～38℃称为低热。

来医生点评 2

小儿低热的常见原因是什么

引起小儿低热的原因很多，可以分为感染性和非感染性疾病引起的发热。临床中一般认为，发热持续时间小于2周为短期发热，超过2周为长期发热。短期发热多为感染导致，比如呼吸道感染、消化道感染、尿路感染等。长期低热除了慢性感染因素以外，还与小儿贫血、甲状腺功能异常、恶性肿瘤、系统性红斑狼疮、风湿热、类风湿疾病等有关。对于长期低热，建议家长要引起注意，及时带患儿前往医院就诊。另外，还需要注意环境因素也对体温有影响，比如周围环境温度过高、穿衣过多、精神过度紧张，也会导致低热出现。

来医生点评 3

小儿低热的常见中医类型有哪些

小儿脏腑比较娇嫩，不像成年人功能完善，容易感受外在致病因素，出现鼻塞流涕、低热等表现；小儿脾胃功能比较稚嫩，且不知道饥饱，容易饥饱失常，加之宝妈宝爸唯恐营养不良，饮食常加倍，导致胃肠积滞，出现消化不良。消化不良又容易使免疫功能降低，导致外感风险增大，表现为非常容易感冒着凉、低热、大便不畅、口气较重；小儿患呼吸系统疾病、消化系统疾病以后，出现脏腑功能失调以及气虚、阴虚表现，如困倦乏力、低热、面色青白、虚汗自出、口干渴等症状。因此，大致分为外感邪气、饮食积滞、气虚、阴虚，或证型相兼等复杂表现。

怎么识别小儿饮食积滞发热

小儿饮食积滞导致的发热临床较为常见。宝爸宝妈完全可以通过症状和舌象来看出宝宝是否有饮食积滞。小儿饮食积滞常见表现为：平时饮食量较大，或突然增多，或饥饱不均，出现挑食、偏食，口气较重，大便臭味异常明显，腹胀、腹痛，舌苔厚腻。出现以上情况，请调整饮食或及时就医。

宝宝长期低热病莫名，辛凉解表病解豁然明

视力骤然下降心惊慌，疏肝养血逍遥把忙帮

2019年11月，42岁的张文亮（化名）觉得自己的视力越来越差，就跟爱人说："我的右眼视力越来越差，要不再去医院看一看吧？"张文亮的爱人说："今年春节的时候，你的视力就开始下降，眼科医院诊断为视神经炎，让你马上住院你都不住，最后还签了字。现在视力变差，你能怪谁？"张文亮说："当时我觉得病情不重，就没太放在心上。现在视力下降我也不能不管啊，我还得去医院找医生看看。"

第2天一大早，张文亮来到专科医院，接诊医生检查双眼视力后告诉她："你现在右眼视力0.1，视神经炎急性期的时候，用药物控制可能会好转，现在基本上不可能了。"听到这话，张文亮感觉到被冷水泼头一般，非常后悔自己当初没有听大夫的话，心想要不找中医看看吧，万一有希望呢。

张文亮见到来医生后说："我在今年春节期间视力突然下降，诊断为视神经炎，当时自己觉得没事儿，放弃住院治疗。最近视力下降明显，右眼视力0.1，容易急躁，口干口苦，其他无明显不适。"来医生听到后说："这个比较难治，只能用药治疗试试看。"来医生查看张文亮舌脉：舌淡苔薄白，脉弦数。开具处方，方药如下。

北柴胡 10g	当归 10g	白芍 10g	茯苓 10g
白术 10g	陈皮 10g	枳壳 10g	郁金 10g
牡丹皮 10g	栀子 10g	木贼草 10g	谷精草 10g

7剂，水煎服，每日2次

以此为基本方，治疗1个月后，张文亮自觉视力较前好转，眼科医院复查视力，右眼视力恢复至0.6。

什么是视神经炎

视神经炎，英文名称 optic neuritis，对大部分人来说是比较陌生的，但是要知道，这种疾病急性期可以导致失明，属眼科急症。视神经炎就是视神经的炎症，我们首先要了解什么是视神经。人体视神经起源于两个眼球内视网膜的神经节细胞层，形成视束，终止于外侧膝状体，交换神经元后形成视辐射，终止于枕叶。这条通路上任何部位的炎症均可称为视神经炎。

视神经炎是视神经各部位炎症的总称，泛指视神经的炎性脱髓鞘、感染、非特异性炎症等疾病。临床上根据病变损害发病的部位不同，将视神经炎分为球内和球后两种，前者指视盘炎，后者系球后视神经炎。视神经炎大多为单侧性，视神经乳头炎多见于儿童，球后视神经炎多见于青壮年。

视神经炎有哪些典型症状和体征

大多数视神经炎患者发病时，因为短时间内视力丧失或失明，会感到恐惧和害怕。视神经炎的典型症状包括以下几点。

1. **视力下降** 大多数患者发病时视力突然下降，甚至发病数日即可降至仅有光感或视力完全丧失。

2. **眼球转动时疼痛** 发病时眼球转动出现牵引样疼痛。

3. **瞳孔对光反射异常** 发病时瞳孔对光反射迟钝或消失。

4. **眼底改变** 医生检查眼底时可以发现视盘充血、隆起、边缘不清、生理凹陷消失，视网膜静脉充盈曲张，视盘周围视网膜水肿混浊、火焰状出血及黄白色渗出，有时可波及黄斑部，导致黄斑部出现放射状水肿皱褶。球后视神经炎时，早期眼底基本正常，晚期视盘颜色变淡，视神经萎缩。

视神经炎是怎么引起的

大部分视神经炎患者可以找到明确的发病原因，极少数患者临床查不到原因。在临床中，视神经炎的常见原因如下表所示。

视力骤然下降心惊慌，疏肝养血逍遥把忙帮

视神经炎的常见原因

病因	症状特点
多发性硬化	大约有15%的多发性硬化患者以视神经炎为首发症状。临床发病时可导致视力障碍,数周后视力虽可部分恢复,但可再次发作,视力障碍加重。对于反复发作的视神经炎,要考虑多发性硬化的可能
乙胺丁醇	服用乙胺丁醇的结核病患者约有2%可发生视神经损害,可见视力减退、中心暗点及色觉障碍,少数患者表现为周围视野缩窄、颞侧视野偏盲。停药数周或数月后,视力可逐渐恢复
中毒	见于长期吸烟、大量饮酒者,或误饮工业酒精导致甲醇中毒。可导致患者失明或严重视力障碍
感染性疾病	某些病毒感染,如腮腺炎病毒、水痘 - 带状疱疹病毒、流行性感冒病毒、巨细胞病毒等,可引起病毒感染后视神经炎;伤寒、急性播散性脑脊髓炎、脑膜炎、带状疱疹、格林 - 巴利综合征等也可引起视神经炎;眼内视网膜脉络膜炎、交感性眼炎可引起球内视神经炎,导致视力迅速下降
梅毒	视神经炎为梅毒最常见且最严重的临床伴发疾病,患者可出现视力障碍
脑部血管性疾病	多见于老年人,多伴有缺血性脑血管疾病。患者表现为急性视力减退伴巨大中心暗点,但眼底正常
肿瘤	可见于白血病、恶性淋巴瘤患者。临床表现为肿瘤已静止多年,突然单眼或双眼视力障碍及视野缺损,但眼底正常

来医生点评 4

视神经炎的现代医学治疗方法有哪些

引起视神经炎的原因有很多,如果有明确的病因,应积极针对病因进行治疗。视神经炎急性期时,视神经水肿明显,应该及时纠正炎性反应,使用糖皮质激素能减少复发,缩短病程,如果合并有细菌感染,可以加用抗感染治疗,如青霉素、头孢菌素。另外,也可使用营养神经的药物,如维生素B_1、维生素B_{12}。

视神经炎的中医治疗方法有哪些

视神经炎的急性期和早期应中西医结合进行治疗。中医根据临床症状将其归纳为4型：①肝肾亏虚型，以补益肝肾为主，采用杞菊地黄丸；②肝郁气滞型，以疏肝解郁、行气明目为主，方选加味逍遥丸；③气血两虚型，以益气养血为主，方选归脾汤；④气滞血瘀者，以活血通络、行气开窍为主，方选血府逐瘀汤加减。中药可使多数患者视力有所改善，现代医学研究发现，中药具有平稳眼压，平衡眼睛房水代谢，营养视神经、视盘，提高视力、扩大视野等功效。

如何预防视神经炎

1. **卫生用眼，定期检查** 现代年轻人熬夜、饮酒、抽烟等不良习惯会使视神经损害加重。另外，长时间使用电脑、手机及看电视，都属于用眼不当，应该积极避免。当感觉自己的眼睛有疼痛、视力减退等不适时，应该积极去医院眼科进行检查。

2. **补充B族维生素** 饮食偏嗜或营养不良导致B族维生素缺乏，诱发或加重视神经炎，可以多吃富含维生素B_1的食物，如奶类、动物肝脏、蛋黄、胡萝卜、香菇、紫菜、芹菜、橘子、柑、橙等，来预防视神经炎。

视力骤然下降心惊慌，疏肝养血逍遥把忙帮

不孕不育精神压力大，夫妇同治和法显良效

病例 1

2019 年春节，32 岁的张玲（化名）遇到亲戚朋友，听到"赶快要小孩吧""早点儿生孩子好，还有人能帮你带""别老想着玩儿了，赶紧想着生孩子吧"等各种各样善意的劝解。张玲每次听到这里，表面只能一一应付，心里却一直在想："我也想早点儿要，可是怎么也怀不上呢？我也有苦说不出。"春节过后，张玲和爱人像逃跑一样地回到了北京，张玲对爱人说："我想明天再去医院检查一下，你也一起跟我去查一下吧。我前两次都没有查出什么问题，你也一起去查一查，我们两个人到底是怎么回事儿？"张玲爱人说："我不想去查，我觉得没有必要查，咱们两个人应该都没什么事儿。"张玲没好气地说："那为什么 4 年了一直都怀不上？我可不想老被你们家里人说。"最终，张玲爱人还是拗不过张玲，二人决定第 2 天去医院检查。

第 2 天一大早，两人就赶到医院，由于刚过完春节，很多人还没有返回北京，患者不是特别多，小两口就顺利地挂了号、做了检查。几天后检查结果显示两人均正常，两人在高兴之余也有点儿疑惑：这是怎么回事儿？告诉家人情况后，家人建议他们再去找中医看一看。

张玲听亲戚介绍找到来医生，说道："来医生，我们两个人结婚有 4 年了，未避孕也没有怀上孕，家里人都比较着急，我们两个人也都去医院查过，化验检查都没有什么问题，就是怀不上。我们两个人比较着急，就想看中医能不能帮我们怀上小孩儿。"来医生就说："怀孕取决于夫妻双方，不是单靠女方，也不是单靠男方。既然化验检查都没什么问题，说明没有器质性问题。中医看病还讲究辨证论治，所以我想了解一下，你们两个人平常都有什么别的症状没有？"张玲说："我平时胃胀、反酸、打嗝，因为工作压力比较大，有时候会有失眠问题，月经也不是特别规律，量少，色淡，有时

候有血块，脾气容易急躁。"张玲爱人说："我就是有点儿口苦，别的没什么。"张玲说："他的工作压力也比较大，脾气也急，有时候我们俩人说着说着就吵起来了。"来医生听到这里就问："你们以前吃过中药吗？看过中医吗？"张玲回答说看过，便拿出了一沓的处方。来医生翻阅处方发现处方多以补肾养血治疗，翻阅处方后来医生就对小两口说："你们的工作压力太大，我用药给你们两人一起治疗，这样可能会效果快一点儿，减轻一下你们的压力，也让你们的脾气都好一点儿。小伙子，你就用中成药加味逍遥丸治疗。张玲，我用中药汤剂给你治疗。"来医生检查发现：张玲面色青黄，舌红苔薄白，脉弦滑。给予如下处方。

北柴胡 10g	当归 15g	白芍 10g	茯神 10g
白术 10g	生地黄 10g	陈皮 10g	枳壳 10g
香附 10g	紫苏梗 10g	姜厚朴 10g	郁金 10g
牡丹皮 10g	栀子 6g	焦神曲 15g	焦麦芽 15g
鸡内金 15g			

7剂，水煎服，每日2次

治疗1周后，张玲再次来到门诊说："我胃胀、反酸、打嗝的症状好多了，心情也比原来好多了，现在就是睡眠比较差。"来医生查看舌脉：舌红苔薄白，脉弦滑。调整处方，具体如下。

北柴胡 10g	当归 30g	白芍 10g	茯神 10g
白术 10g	生地黄 15g	陈皮 10g	枳壳 10g
香附 10g	紫苏梗 10g	姜厚朴 10g	郁金 10g
酸枣仁 15g	柏子仁 15g		

7剂，水煎服，每日2次

治疗2周后，张玲告知来医生："我爱人脾气好了很多。我自己反酸、嗳气、打嗝的症状也消失了，睡眠比原来好了很多，月经马上要来了。中药需要再次调整吗？"来医生笑着说："中药需要不停地根据病情变化调整，月经要来，就得选择尽量不影响你月经的药物。"处方调整如下。

北柴胡 10g	当归 10g	白芍 10g	茯神 10g
白术 10g	陈皮 10g	紫苏梗 10g	酸枣仁 15g
柏子仁 15g	合欢皮 10g	远志 10g	

7剂，水煎服，每日2次

治疗3周后，容光焕发的张玲告诉来医生："这次月经正常，颜色、量都正常，比原来好很多。月经过后稍有点儿腰酸，别的症状没有。"来医生说道："一般治疗不孕症，先调月经，你现在月经如果能正常，那就太好了，我这次再把中药调整一下。"给予如下处方。

北柴胡 10g	当归 10g	白芍 10g	茯神 10g
白术 10g	陈皮 10g	太子参 10g	生黄芪 15g
合欢皮 10g	远志 10g	郁金 10g	肉桂 5g
炙甘草 10g	熟地黄 10g	菟丝子 10g	续断 15g

7剂，水煎服，每日2次

以上方为基本治疗思路和方法，治疗3个月后张玲告诉来医生已经怀孕。

病例2

2020年国庆节，33岁的李敏（化名）在外出游玩的时候觉得胃痛、胸闷。回到北京后，就跟爱人说："我出去玩儿的时候也没吃什么不好的东西，就突然觉得胃疼得厉害，不会有什么大病吧？"李敏爱人说："那你就去医院看一看，找上回那个来医生吧，他给我看得不错。"

第 2 天，面色灰暗的李敏找到来医生说："我前几天出去玩的时候，突然觉得胃疼，胸闷憋气，后背痛，偶有胸部灼热感，压迫感明显，不知道什么原因。今年年初的时候查过 1 次胃镜，报告说是慢性浅表性胃炎。您帮我看一看。"来医生边听边查看舌脉：舌淡，苔薄白，脉象弦涩。来医生就说道："你平常是不是还有头痛、头晕？会有晕厥的时候吗？除了你说的这些症状还有别的吗？"李敏惊奇地回答说："我平常是有头痛、头晕，感觉脑袋上有个皮筋儿在跳一样的疼，曾经有 1 次在地铁里晕厥，后来查头颅 CT 也都正常。对了，我月经也不好，量多、色暗、血块较多，痛经明显，平时手脚偏凉，大便不太通畅。我和我爱人结婚 3 年没有避孕，也一直没有怀上小孩，我们两个人都去医院查过，化验检查都正常，家人比较着急，这个中医能不能调？另外，月经就要来了，这次来的时候能不能别让我那么疼？"来医生对李敏说："你的问题比较多，中医认为你现在既有气滞血瘀，又有寒凝气滞，同时还有气血不足，治疗起来需要相互兼顾，重点在调和气血，把这几个问题处理好，自然就能怀孕。首先要解决气滞血瘀的问题。"说完以后，来医生开具处方，具体如下。

北柴胡 10g	赤芍 10g	枳壳 10g	炙甘草 10g
桃仁 10g	红花 10g	当归 10g	川芎 10g
鸡血藤 10g	生地黄 10g	桂枝 3g	

7 剂，水煎服，每日 2 次，月经来潮后剂量减半

经过 10 天治疗后，李敏来到门诊说："这个月月经第 1 天有大量血块，色暗，疼痛明显，第 2 天疼痛好转，月经颜色正常，5 天后月经结束。胸闷、胸灼热感明显减轻。还略微有点儿急躁，手脚凉，大便不畅，大便 2 日 1 次。您再用中药帮我调一调。"来医生了解到这些情况后，调整处方，具体如下。

吴茱萸 9g	川芎 10g	当归 30g	白芍 10g
牡丹皮 10g	桂枝 10g	生姜 10g	法半夏 10g
麦冬 15g	焦神曲 10g	焦麦芽 10g	鸡内金 10g
郁金 10g	太子参 10g	阿胶 10g	

7 剂，水煎服，每日 2 次

第 3 次就诊时，来医生看到李敏面色不像原来那么灰暗，开始变得有光泽，就说："你的面色比原来好了很多，应该症状也缓解了很多。"李敏笑着回答说："是，别人也这么说，所以我想继续用中药调一调。"来医生告诉她继续用前方治疗，以前方 14 剂，水煎服，每日 2 次。

第 4 次就诊时，李敏告诉来医生："现在我没有明显的不舒服了，偶尔有乏力、腰酸，精神也比原来好了很多，我的月经马上就要来了，你再用药帮我调一下。"来医生查看舌脉：舌淡红，苔薄白，脉弦。调整处方，具体如下。

北柴胡 10g	当归 10g	白芍 10g	茯神 10g
白术 10g	陈皮 10g	桑寄生 30g	续断 10g
川牛膝 5g	炙甘草 10g	肉桂 5g	

7 剂，水煎服，每日 2 次

随后以调和气血为主，血府逐瘀汤、逍遥丸、人参养荣汤交替使用，治疗 2 个月后，李敏月经正常，第 4 个月李敏电话告知来医生已受孕。

来医生点评 1

什么是不孕症

不孕症影响了 10 % ～15 % 的育龄夫妇，对于大多数家庭来说，不孕症带来的不仅是痛苦，还有绝望。门诊经常有人问什么是不孕症，那么我们就看看不孕症的定义。不孕症指 1 年内夫妻双方未采取任何避孕措施，性生活正常而女方没有成功妊娠。不孕与夫妻双方有关，并不单单与女性有关。男方引起的称为男性不育，女方引起的称为女性不孕。

不孕症的原因有哪些

不孕症包含了男方和女方两方面的因素，那么导致不孕的原因也同样包含了男方、女方的病因。

不孕症的原因

男性不育	生殖器官异常	睾丸先天性发育异常，如无睾症、曲细精管发育不全、染色体异常等。 输精管、精囊先天性缺如，精液量少，不足 1mL。 炎性梗阻，如双侧附睾结核、输精管结扎、前列腺炎等，可以引起精液质量下降。 精索静脉曲张，可导致生精的正常微环境遭到破坏，精子生成减少，活力减弱，畸形精子增多，严重者可无精子生成
	内分泌异常	促性腺激素合成或分泌功能障碍、性成熟障碍、睾丸小、睾丸下降异常、小阴茎及尿道下裂。 血清睾酮水平低。 垂体瘤是高催乳素血症的最常见原因，催乳素过高可导致患者性欲减退、勃起功能障碍、乳房发育、乳溢以及生精功能障碍
	性功能障碍	男性性欲减退、勃起功能障碍、不射精及逆行射精等因素，导致精液不能正常射入阴道而无法受孕。盆腔手术史有可能引起射精功能减退
	感染因素	腮腺炎、梅毒、淋病、结核病、支原体或衣原体感染等可以引起睾丸、输精管功能障碍，精子质量降低
	理化因素与环境污染	高温、放射线、化学治疗药物和有毒物质均可妨碍生精过程，影响精子的生成，降低精子的质量和数量
女性不孕	输卵管性不孕	盆腔感染、子宫内膜异位症、输卵管结核等会引起输卵管阻塞、僵硬、粘连，影响输卵管的拾卵及运送功能。 输卵管绝育术后引起输卵管积水，影响输卵管功能

女性不孕	内分泌疾病	内分泌病导致女性排卵障碍引起的不孕,占育龄期不孕症的 20%～25%,表现为月经不规律甚至闭经,还可有多毛症、男性化、乳溢及雌激素过少等内分泌紊乱的症状
	免疫性不孕	身体内的抗体因素(如抗磷脂抗体、抗核抗体、抗 DNA 抗体、抗精子抗体、抗卵巢抗体、抗子宫内膜抗体和抗人绒毛膜促性腺激素抗体等)造成患者不孕

来医生点评 3

不孕症的常规检查和治疗包括哪些方面

不孕症检查并不是像我们传统想象的那样先查女方,而是先查男方。男方检查相对容易,包括男性常规体格检查、男性生殖器检查、精液常规检查或染色体检查。通过常规检查,大致判断有无器质性病变,有无染色体异常,了解男方有无繁殖下一代的能力。女性检查包括妇科 B 超检查、腹腔镜检查、宫腔镜检查、子宫输卵管造影术检查等,主要用来判断卵泡形成是否正常、输卵管是否通畅等。不孕症的治疗手段较多,大致分为非手术疗法和手术疗法。非手术疗法:针对免疫性不孕,采用激素免疫抑制治疗;针对女性输卵管性不孕,可口服活血化瘀的中药,或者采用中药灌肠和穴位注射等治疗手段。手术疗法:男性可行经皮附睾精子抽吸术、睾丸穿刺取精术、输精管疏通术、经尿道射精管切开术等;女性可行输卵管疏通术、输卵管吻合术等。另外,很多医院也可以进行人工授精,不孕患者可行人工授精、体外受精及胚胎移植等,这些治疗方法能使绝大多数家庭成功受孕。

面部隐疹瘙痒十余载，名方皮络同治一朝平

2020年7月6日，北京天气炎热，年仅24岁，狼狈不堪的李刚（化名）在朋友的介绍下找到来医生。见到来医生，李刚就说："来医生，我昨天夜里刚从河北赶到北京，今天还没有找到旅馆，就赶紧先到您的门诊，就是为了治我这个病。我11年前，不知道什么原因，面部、颈部、后背、腹部开始出现皮疹，皮肤瘙痒，越抓越痒，逐渐地皮肤开始变得僵硬，在我们河北省看过多家医院，考虑神经性皮炎，用了各种方法效果都不好。我妈妈也非常着急，病急乱投医，找了一个民间医生，用了好多有毒的药，病情不但没有好转，还出现过肝损害和晕厥，花了好几万，我家人对这个病都开始不抱希望了。前几天听我的朋友说您治好了一个重症皮肤病，我就想找您再看看。"来医生听到这里来了兴趣，检查发现，李刚头颈部皮肤略显僵硬，有皮损出现，皮肤纹理增粗增厚，表面可见散在丘疹，舌红苔腻，脉弦滑数，就说："我对疑难病比较感兴趣，你这个病需要的治疗时间较长，我把药给你开完后，你我之间微信联系，我尽量不让你来回跑。"说完后来医生开具处方，具体如下。

牡丹皮 15g	地骨皮 15g	白鲜皮 15g	海桐皮 15g
桑白皮 15g	青风藤 15g	海风藤 15g	钩藤 20g
首乌藤 10g	赤芍 15g	滑石 20g	当归 20g
茯苓 10g	薏苡仁 15g	鸡血藤 15g	金银花 15g
忍冬藤 15g			

7剂，水煎服，每日2次

经过微信联系调整中药，治疗3周后李刚的症状完全消失，半年后随

访，病情未复发。

来医生点评 1

什么是神经性皮炎

每当夏天到来的时候，神经性皮炎患者就会变得焦虑不安，简单的穿着会暴露自己皮肤的损害，长衣长袖在炎炎夏日会变得苦不堪言。神经性皮炎被称为"牛皮癣"，多发生在颈后部或肘、膝、腰骶部，常成片出现，皮肤表面可见平顶丘疹、皮肤增厚、皮肤纹理结构破坏，皮肤表面呈淡红或淡褐色，部分可表现为灰白色苔藓样改变，常伴剧烈瘙痒。

来医生点评 2

神经性皮炎的原因有哪些

1. **精神因素** 据研究发现，神经性皮炎与睡眠缺乏、精神过度紧张、情绪剧烈波动、极度焦虑、生活环境改变有关，这些因素可以使病情加重或反复。

2. **局部刺激** 皮肤局部的刺激，如蚊虫叮咬、搔抓刺激、皮肤局部接触物引起的摩擦，都可以诱发本病。另外，胃肠道感染、内分泌异常也可影响皮肤表面，从而导致病情加重。

3. **长期暴露于不良环境下** 长时间暴露在阳光、污染的空气、烟尘、雾霾、紫外线下，皮肤的脂质保护层容易被破坏，也会诱发或加重神经性皮炎。

来医生点评 3

神经性皮炎怎么治疗

神经性皮炎的治疗包括一般治疗和药物治疗。一般治疗包括：①做好患者健康宣教，让患者情绪乐观，避免情绪紧张、焦虑、激动；②生活有规律，避免熬夜；③避免进食刺激性食物，如烟酒、辛辣炙煿刺激之品；④避免以搔抓、摩擦来止痒。药物治疗可采用抗组胺类药物、免疫抑制剂、外用止痒剂对症止痒。皮肤局部可选用含有糖皮质激素的药物外用，皮损较肥厚者可用黑豆馏油软膏外用。

神经性皮炎应该怎么预防

1. **衣着舒适宽松** 本病与皮肤受到的物理刺激有关，直接接触皮肤的衣物应选用柔软、宽松、舒适的纯棉材质，材质不宜过硬，以免伤到皮肤。

2. **饮食节制** 尽量减少烟酒、辛辣刺激、生冷油腻、煎炸炙煿之品的摄入，同时饮食应清洁卫生，保持大便通畅，防止胃肠疾病诱发神经性皮炎。

3. **精神调摄** 在工作、生活、学习中，尽量放松身心，遇到突发事件应该积极调整心态，防止情绪刺激过大、过长。

4. **避免暴晒** 根据工作环境，尽量避免长时间的皮肤暴晒。

5. **积极治疗** 当遇到蚊虫叮咬，皮损反复，不能愈合时，应积极治疗，防止皮损进一步加重。

中医怎么治疗神经性皮炎

中医认为，神经性皮炎初期是由于风、湿、热邪等阻滞肌肤，日久耗伤阴液，营血不足，血虚生风生燥，导致肌肤失养，若情志不遂，气郁化火，扰动风、湿、热邪，则可诱发本病。中医根据此病机，将神经性皮炎分为3种证型，如下表所示。

神经性皮炎的中医分型

证型	症状	治法	方药
肝郁化火	皮损色红,伴心烦易怒、失眠多梦、眩晕心悸、口苦咽干,舌边尖红,脉弦数	清肝泻火	龙胆泻肝汤
风湿蕴肤	皮损呈淡褐色片状,粗糙肥厚,剧痒时作,夜间尤甚,苔薄白或白腻,脉濡而缓	疏风利湿	消风散加减
血虚风燥	皮损灰白,抓如枯木,肥厚粗糙似牛皮,伴心悸怔忡、失眠健忘、女子月经不调,舌淡,脉沉细	养血祛风润燥	四物消风饮或当归饮子加减

面部隐疹瘙痒十余载，名方皮络同治一朝平

头颈隐疹瘙痒十余载，清热利湿和血一周消

2019 年 8 月，北京天气炎热，72 岁的佐兰（化名）刚从荷兰回到北京，就觉得颈部皮肤瘙痒，搔抓后出现皮疹，夜间明显加重，严重影响睡眠，去皮肤科医院就诊，考虑荨麻疹，间断用药，效果不佳。一天深夜，佐兰因为瘙痒睡不着觉，在客厅看电视，爱人就关切地问："你是脖子又痒痒了吗？去医院看过没有？"佐兰长叹了一口气说："我去医院看了看，吃了药，抹了药，都不管用，毕竟这个病都 10 多年了。"爱人就说："你跟你的朋友来医生说过这个事情吗？他看病不是还不错吗？"佐兰一拍大腿说："你不说我差点儿忘了，我就没想起来他，我联系一下他，明天就过去找他。"

第 2 天接近中午的时候，佐兰来到来医生的门诊说："我皮肤瘙痒有 10 多年了，这次从荷兰回来，颈部的皮肤就开始痒得厉害，一抓就会出现红色皮疹，夜间比较厉害，严重影响我睡眠，你帮我看一看。"来医生检查发现：佐兰颈部皮肤可见片状红色丘疹，部分可见抓痕及血痂，舌红苔腻，脉弦滑数。来医生就说："原来没听你说起过，可能和你这段时间压力过大、饮食不规律有关系，湿热偏重，用药物清热利湿活血治疗就行。"处方如下。

牡丹皮 20g	地骨皮 20g	白鲜皮 20g	海桐皮 15g
桑白皮 15g	青风藤 15g	海风藤 15g	钩藤 20g
首乌藤 8g	赤芍 15g	滑石 20g	当归 10g
茯苓 10g	薏苡仁 15g	生地黄 12g	金银花 15g
连翘 12g	生甘草 6g	陈皮 6g	僵蚕 10g

7 剂，水煎服，每日 2 次

治疗 1 周后，佐兰的症状基本消失。佐兰电话联系来医生，来医生建议继续使用药物治疗 2 周，巩固疗效。半年后因胃痛就诊时，佐兰告知来医生皮肤瘙痒未再复发。

什么是荨麻疹

荨麻疹在生活中非常常见，很多人得过这个疾病。荨麻疹发作时瘙痒难忍，过几分钟或几小时就消失不见了，可以说是"来无影，去无踪"。荨麻疹是由于皮肤、黏膜小血管扩张，体液渗入皮下组织出现的局限性水肿反应，可以在 2～24 小时内消退，大部分患者表现为皮肤表面可见红色、白色的水肿块，皮肤瘙痒，少部分患者可表现为胸闷气短、呕吐、恶心、腹泻等不适。短期内迅速痊愈者，称为急性荨麻疹，若反复发作，每周 2 次以上并持续 6 周以上者，称为慢性荨麻疹。

荨麻疹是什么原因导致的

急性荨麻疹与饮食、环境有关，过敏体质容易发生荨麻疹。易引起人体过敏的食物包括海鲜、牛奶、鸡蛋等，环境因素包括温度、太阳光强度、花粉等。但并不是所有患者都能找到过敏的原因，研究发现大约有 50% 的患者找不到病因，与过敏没有直接关系（荨麻疹有物理性、胆碱能性和自发性的，其中自发性的就没有诱导因素存在）。

荨麻疹的现代医学治疗手段包括哪些

现代医学对于荨麻疹的治疗包括一般治疗和药物治疗两个方面。一般治疗指祛除病因或诱发因素。每位患者应尽量找到相关的病因并尽量祛除病因，如感染引起的荨麻疹应积极抗感染。药物治疗包括：①抗组胺类药物，如苯海拉明、马来酸氯苯那敏（扑尔敏）、西替利嗪、氯雷他定等；②减少组胺释放的药物，如硫酸间羟异丁肾上腺素、酮替酚、色甘酸钠等；③糖皮质激素，一般应用于抗组胺类药物无效患者，常用药有泼尼松、地塞米松、氢化可的松、甲泼尼龙；④免疫抑制剂，如硫唑嘌呤、环磷酰胺、氨甲蝶呤等均可试用，但由于不良反应大，一般不推荐使用。

来医生点评4

赵炳南先生五皮五藤饮方解

我跟诊著名中医专家张炳厚教授时，看到张老治疗皮肤病、关节病经常使用本方，效果卓著。后来，张老介绍说本方为我国著名皮肤科泰斗赵炳南的经验方，方名为"五皮五藤饮"，主治血热夹湿、夹风在皮肤、肌肉或关节的疾病，如湿疹、荨麻疹、带状疱疹、银屑病、过敏性紫癜、关节炎等。

该方由五种藤类和五种皮类中药组成：五藤中青风藤、海风藤、天仙藤三味药辛苦燥、温通，具有祛风除湿、行气活血的功效，天仙藤因为对肾有损害，现已少用；夜交藤养血安神、祛风通络；钩藤能清热解毒，有助透热，使邪气出。五皮中牡丹皮清热凉血、活血散瘀；海桐皮祛风除湿、通络止痛；白鲜皮清热燥湿、祛风解毒；桑白皮泻肺火、利水消肿，助湿毒经小便排出；地骨皮能凉血退热、泻肺火。五藤通经脉，经脉通则气血行，痹痛自止；五皮则行皮表，通络脉，为邪气开了出路。诸药合用，以皮达皮，以藤达络。

老年痴呆足痿神失用，滋阴化痰活血一月缓

2019 年 8 月 1 日，84 岁的李兰君（化名）再一次下楼后找不着自己的家，在邻居的帮助下，回到家中。家中子女就开始非常担心，要求李兰君在家里活动，尽量不要外出。自从不能外出后，李兰君的精神状态越来越差，腿脚也越来越不利索，夜里睡不着觉。9 月 8 日凌晨 02：00，李兰君家人听到李兰君在房间里喊道："孩子快回来，别站在马路中间，你们都别说他了。"家人赶快跑到房间里问："您怎么了？"李兰君说道："有人在说我重孙呢，还让我重孙站在马路中间，我这不就喊他快回来嘛。"听到这里大家才明白，原来李兰君出现了幻听和幻视。早晨天亮后，家人带着李兰君去医院住院检查，医生考虑是脑萎缩、脑梗死、肺心病、血管性痴呆、焦虑抑郁状态，采用抗炎、活血、降脂、抗抑郁治疗。治疗 1 个月后，症状未见明显缓解，李兰君反而不能行走了，家人就办理出院手续准备找中医治疗。

李兰君家人找到来医生门诊后说："我妈现在走路不行，记忆力明显减退，食欲不振，大便不通，1 周 1 次，需用开塞露，便干如球，头晕，失眠，每天睡 2 小时且易醒，夜间狂躁 5 次，幻听较多，咳嗽、咳痰量少，痰黏不易出。1 个月前去医院住院，用药物治疗后效果不明显，就想看中医能不能有办法。现在我妈就跟小孩儿一样，不愿意吃药，中药口服困难，如果中药迅速有效的话，估计才能让她坚持下来，让您多费心了。"来医生听到这里，查看李兰君舌脉：舌淡暗苔白腻，脉左微，右弦数有力。来医生就说："中医考虑老年女性多真阴匮乏，应以补肾填精、养心安神为主，但不能滋腻碍胃，同时患者存在痰火腑实，需用化痰通腑药，另外，病久与血有关，瘀血在上其人善忘，瘀血在下其人如狂。所以，治以补肾养心、化痰通腑、活血，选用地黄饮子、桃核承气汤、菖蒲郁金汤为基础治疗方化裁。治疗起来不会太快，我尽力而为。"来医生给予处方，具体如下。

熟地黄 45g	天冬 30g	麦冬 30g	砂仁 10g
焦神曲 15g	焦麦芽 15g	鸡内金 15g	黄芩 10g
郁金 15g	白芍 15g	莲子心 5g	石菖蒲 15g
远志 15g	陈皮 10g	浙贝母 20g	瓜蒌 30g
赤芍 15g	桃仁 15g	酒大黄 15g	大腹皮 10g
枳实 15g	厚朴 15g		

7 剂，水煎服，每日 2 次

7 天后，李兰君家人再次来到来医生门诊："来医生，我们又来了。上次吃完您的药，第 2 天就能睡 4 小时，大便干燥、狂躁的情况好转，7 天后症状明显减轻，我妈妈这次还坚持吃中药了。我们想请您调一下方子，再治疗一段时间。"来医生听到这里非常高兴，说："如果有效，咱们再用药物治疗一段时间。"以前方为基础，加酸枣仁、柏子仁、山茱萸，治疗 1 个月后，李兰君饮食、行走、大便、睡眠均正常，还到公园遛弯，善忘、咳喘也有减轻，夜里狂躁次数减为 1 次，幻听明显减轻但仍存在，改为大补阴丸、六味地黄丸、六君子丸中成药治疗。

来医生点评 1

什么是阿尔茨海默病（老年痴呆症）

年龄与本病直接相关，阿尔茨海默病是由于脑部疾病导致的进行性认知功能减退，而减退的速度远大于正常老化，临床表现为记忆力减退、思维迟钝，理解力、计算力下降等多种能力的下降，严重时无法分辨家人、所处位置、时间，部分患者可伴有精神错乱症状。

来医生点评 2

阿尔茨海默病的症状和体征有哪些

阿尔茨海默病早期症状轻微，常常被忽略。早期症状包括记忆力减退，在熟悉的地方迷路，没有时间概念。中期症状逐渐明显，包括忘记刚刚发生的事情、沟通困难、在家中迷路、精神恍惚、反复提问同一个事情等，限制患者的活动后，需要其他人护理。晚期症状越来越明显，包括严重的记忆障碍，对亲戚朋友、时间、地点认知困难，行走困难，不能自主活动，部分可见精神症状。

来医生点评 3

哪些人容易患阿尔茨海默病

1. **老年人** 一般来说，75岁以上的老年人容易患阿尔茨海默病。所以，如果发现老人有阿尔茨海默病的症状，就要及时就医。

2. **有家族遗传倾向的人群** 研究发现，阿尔茨海默病为染色体显性遗传，患有本病的家庭，近亲发病率相对较高。

3. **吸烟、酗酒的人** 调查发现，吸烟、饮酒为本病的独立危险因素，吸烟、饮酒的人患本病的概率要高一些，可能与烟、酒对大脑和血管的损伤有关。

4. **糖尿病患者** 研究证实，糖尿病血糖不稳定可以影响人的认知，同时患阿尔茨海默病的概率也会大大上升。另外，还会导致并发症，所以对糖尿病患者来说，做好血糖管理尤其重要。

5. **心脑血管疾病患者** 长期患心脑血管疾病，可以导致大脑受损、大脑血管受损，大脑因供血不足而出现萎缩，思考和反应能力下降，所以，更容易患阿尔茨海默病。

6. **文化程度低的人群** 文化程度相对较高的人，大脑开发相对比较多，智力受损相对缓慢。

7. **性格孤僻者** 现代社会生活节奏快，生活压力大，空巢老人相对多，长期独居的老年人会形成不喜欢与人交流的性格，阿尔茨海默病的发病率也会大大升高。

来医生点评 4

中医是怎么认识阿尔茨海默病的

中医认为，本病由于七情内伤、久病年老等因素所致，病位在脑，与心、肝、脾、肾密切相关，以气血不足、肾精亏虚为本，以痰浊、瘀血为标，临床多见虚实夹杂，治以补虚益损、解郁散结。中医常见的证型如下。

老年痴呆足痿神失用，滋阴化痰活血一月缓

阿尔茨海默病的中医证型

证型	症状	治法	方药
髓海不足	智力、记忆力和计算力减退,头晕耳鸣,腰膝酸软,步行艰难,舌瘦色淡,苔薄白,脉沉细弱	补肾益髓填精养神	七福饮
脾肾两虚	智力、记忆力和计算力减退,表情呆滞,沉默寡言,伴气短懒言、肌肉萎缩、食少纳呆、口涎外溢、腰膝酸软,或四肢不温,舌质淡白,舌体胖大,苔白,或舌红,苔少或无苔,脉沉细弱	补肾健脾益气生精	还少丹
痰浊蒙窍	表情呆钝,智力衰退,或哭笑无常,头重如裹,喃喃自语,或终日无语,伴不思饮食,脘腹胀痛,痞满不适,舌质淡,苔白腻,脉滑	健脾化浊豁痰开窍	洗心汤
瘀血内阻	表情迟钝,言语不利,善忘,易惊恐,或思维异常,伴肌肤甲错、口干不欲饮、双目晦暗,舌质暗或有瘀点、瘀斑,脉细涩	活血化瘀开窍醒脑	通窍活血汤

来医生点评5

阿尔茨海默病怎么预防

1. **均衡饮食** 年轻时做到蔬菜、水果和谷类的均衡摄入,保证充足的蛋白质摄入,尤其是增加膳食中鱼、瘦肉、豆类、禽蛋类、动物肝脏类的摄入,以获取充足的优质蛋白,另外这些食物还可补充维生素 B_{12} 和维生素 E,减少发生阿尔茨海默病的风险。

2. **远离含铝食物** 有研究表明,患有阿尔茨海默病的患者,脑内铝含量远高于一般人。所以,烹饪餐具尽量避免铝制品,饮食上少吃油条、粉条等含有明矾的食物。

3. **避免焦虑和抑郁** 长期精神压力过大、焦虑抑郁可以危害大脑组织,加速老年脑细胞退化,使人提前出现阿尔茨海默病。

4. **培养兴趣爱好,尽量多用大脑** 年轻时,积极学习新事物,有助于刺激脑细胞树突产生。多用脑有助于降低老年时患阿尔茨海默病的概率,即使患了阿尔茨海默病,也比不爱动脑的人症状要轻。年老者,可以培养舒缓的兴趣爱好,积极进行脑力、体力活动,比如太极拳、音乐、唱歌、下棋、书法和绘画等活动,可提高大脑中枢神经系统的活力,延缓大脑衰老。